中国百年百名中医临床家丛书

叶 心 清

沈绍功　叶成亮　叶成鹄　编著

中国中医药出版社

·北京·

图书在版编目（CIP）数据

叶心清 / 沈绍功，叶成亮，叶成鹄编著 . -- 北京：中国中医药出版社，2001.02（2025.3重印）

（中国百年百名中医临床家丛书）

ISBN 978-7-80156-149-7

Ⅰ.①叶… Ⅱ.①沈… ②叶… ③叶… Ⅲ.①中医学临床－经验－中国－现代 Ⅳ.① R249.7

中国版本图书馆 CIP 数据核字（2000）第 59980 号

中国中医药出版社出版

北京经济技术开发区科创十三街 31 号院二区 8 号楼

邮政编码　100176

传真　010-64405721

廊坊市佳艺印务有限公司印刷

各地新华书店经销

开本 850×1168　1/32　印张 6　字数 135 千字

2001 年 2 月第 1 版　2025 年 3 月第 5 次印刷

书号　ISBN 978 - 7 - 80156 - 149 - 7

定价　25.00 元

网址　www.cptcm.com

服 务 热 线　010-64405510

购 书 热 线　010-89535836

维 权 打 假　010-64405753

微信服务号　zgzyycbs

微商城网址　https://kdt.im/LIdUGr

官 方 微 博　http://e.weibo.com/cptcm

天猫旗舰店网址　https://zgzyycbs.tmall.com

如有印装质量问题请与本社出版部联系（010-64405510）

出版者的话

祖国医学源远流长。昔岐黄、神农，医之源始；汉仲景、华佗，医之圣也。在祖国医学发展的长河中，临床名家辈出，促进了祖国医学的迅猛发展。中国中医药出版社为贯彻卫生部和国家中医药管理局关于继承发扬祖国医药学，继承不泥古、发扬不离宗的精神，在完成了《明清名医全书大成》出版的基础上，又策划了《中国百年百名中医临床家丛书》，以期反映近现代即20世纪，特别是新中国成立50年来中医药发展的历程。我们邀请卫生部张文康部长做本套丛书的主编，卫生部副部长兼国家中医药管理局局长佘靖同志、国家中医药管理局副局长李振吉同志任副主编，他们都欣然同意，并亲自组织几百名中医药专家进行整理。经过几年的艰苦努力，终于在21世纪初正式问世。

顾名思义，《中国百年百名中医临床家丛书》就是要总结在过去的100年历史中，为中医药事业做出过巨大贡献、受到广大群众爱戴的中医临床工作者的丰富经验，把他们的事业发扬光大，让他们优秀的医疗经验代代相传。百年轮回，世纪更替，今天，我们又一次站在世纪之巅，回顾历史，总结经验，为的是更好地发展，更快地创新，使中医药学这座伟大的宝库永远取之不尽、用之不竭，更好地服务于人类，服务于未来。

本套丛书第一批计划出版140种左右，所选医家均系在中医临床方面取得卓越成就，在全国享有崇高威望且具有较高学术造诣的中医临床大家，包括内、外、妇、儿、骨伤、针灸等各科的代表人物。

本套丛书以每位医家独立成册，每册按医家小传、专病论治、诊余漫话、年谱四部分进行编写。其中，医家小传简要介绍医家的生平及成才之路；专病论治意在以病统论、以论统案、以案统话，即将与某病相关的精彩医论、医案、医话加以系统整理，便于临床学习与借鉴；诊余漫话则系读书体会、札记，也可以是习医心得，等等；年谱部分则反映了名医一生中的重大事件或转折点。

本套丛书有两个特点是值得一提的：其一是文前部分，我们尽最大可能收集了医家的照片，包括一些珍贵的生活照、诊疗照，以及医家手迹、名家题字等，这些材料具有极高的文献价值，是历史的真实反映；其二，本套丛书始终强调，必须把笔墨的重点放在医家最擅长治疗的病种上面，而且要大篇幅详细介绍，把医家在用药、用方上的特点予以详尽淋漓地展示，务求写出临床真正有效的内容，也就是说，不是医家擅长的病种大可不写，而且要写出"干货"来，不要让人感觉什么都能治，什么都治不好。

有了以上两大特点，我们相信，《中国百年百名中医临床家丛书》会受到广大中医工作者的青睐，更会对中医事业的发展起到巨大的推动作用。同时，通过对百余位中医临床医家经验的总结，也使近百年中医药学的发展历程清晰地展现在人们面前，因此，本套丛书不仅具有较高的临床参考价值和学术价值，同时还具有前所未有的文献价值，这也是我们组织编写这套丛书的初衷所在。

中国中医药出版社

2000 年 10 月 28 日

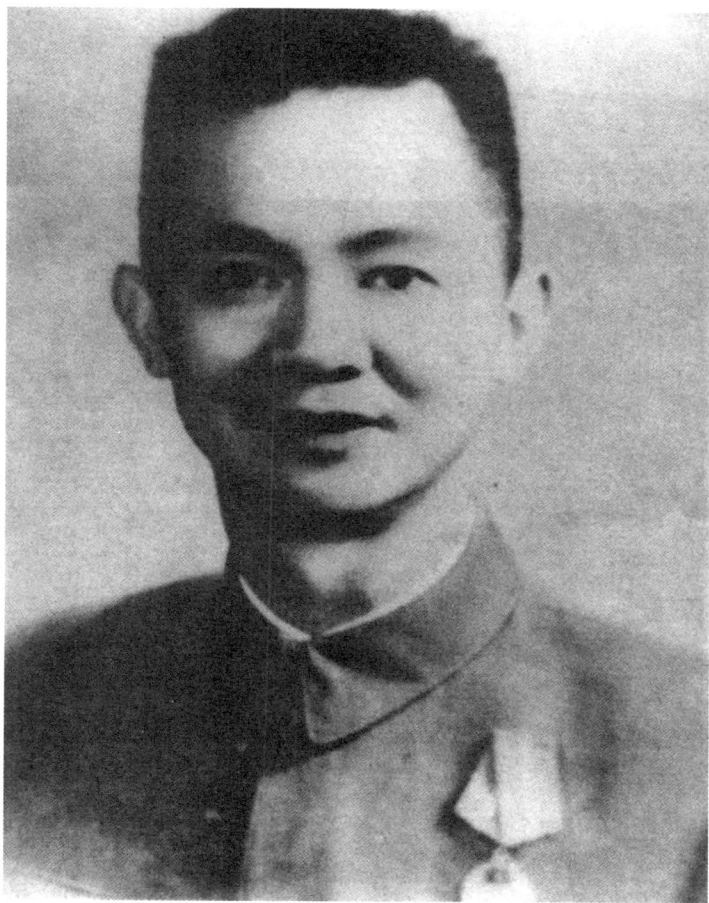

著名中医临床家　叶心清

（1908—1969）

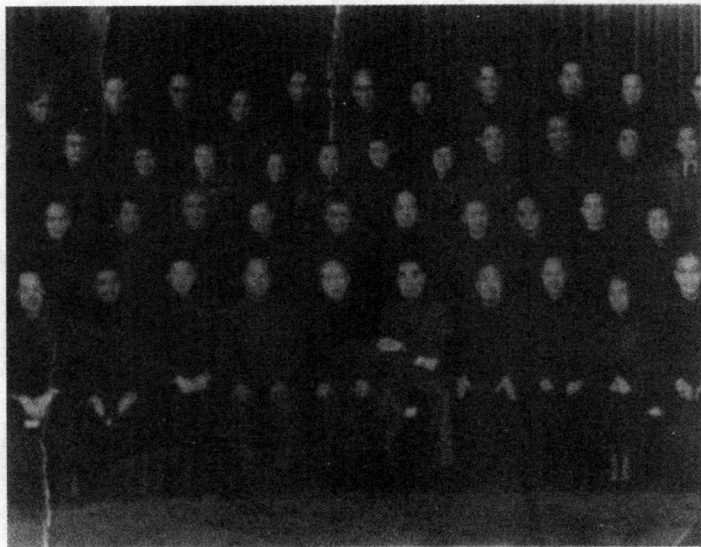

首都中西医专家新年联欢合影（1962 年 12 月 27 日）

（第二排右四是叶老）

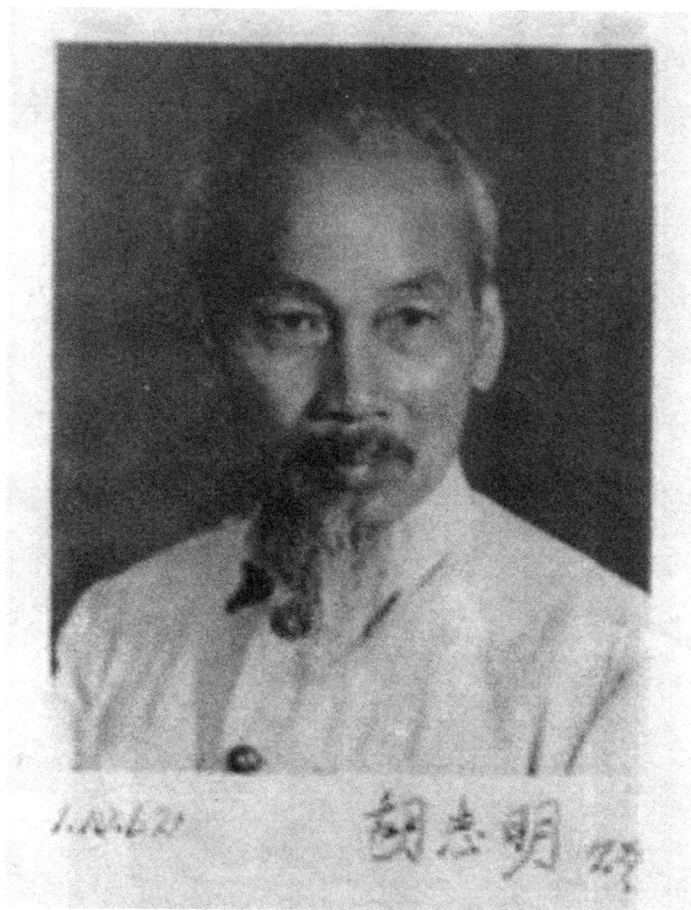

越南胡志明主席亲笔题名赠送

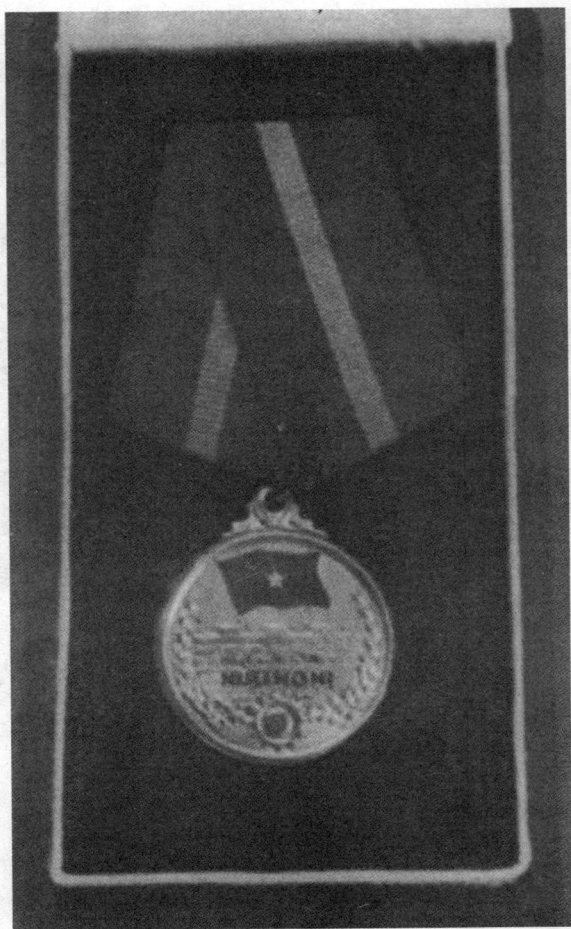

越南政府授予叶心清金质"友谊勋章"

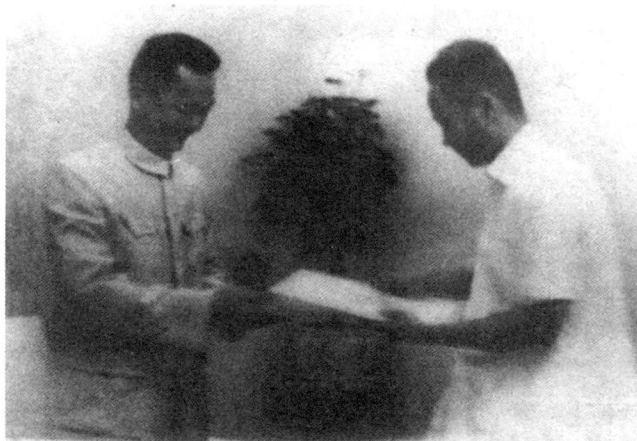

越南前总理范文同向叶心清授金质勋章

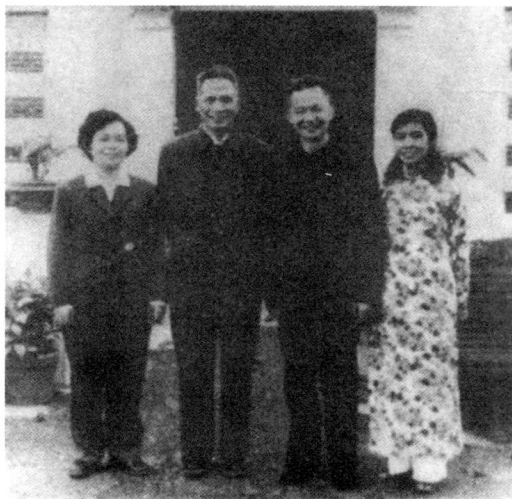

1962年叶老和范文同总理在总理府内合影

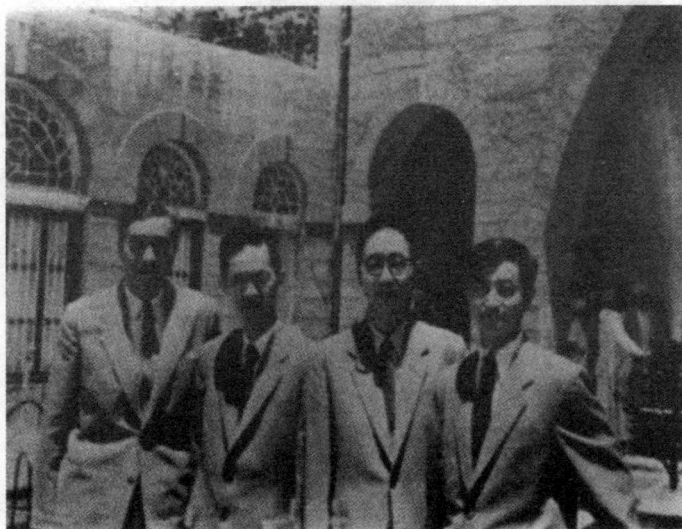

1958 年 5 月 3 日也门王国行都
塔兹王宫内和邝案堃、陶寿琪教授

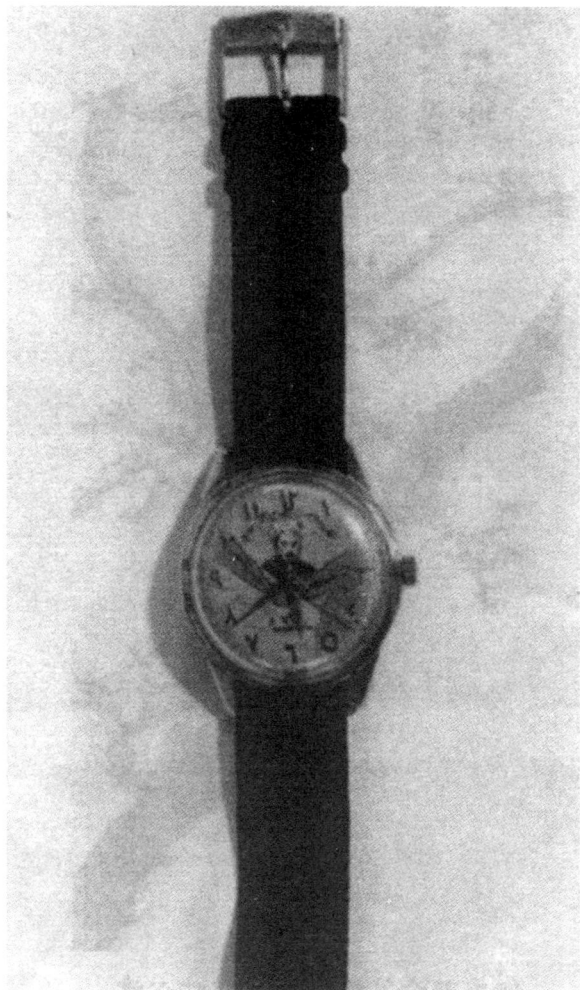

也门国王赠送

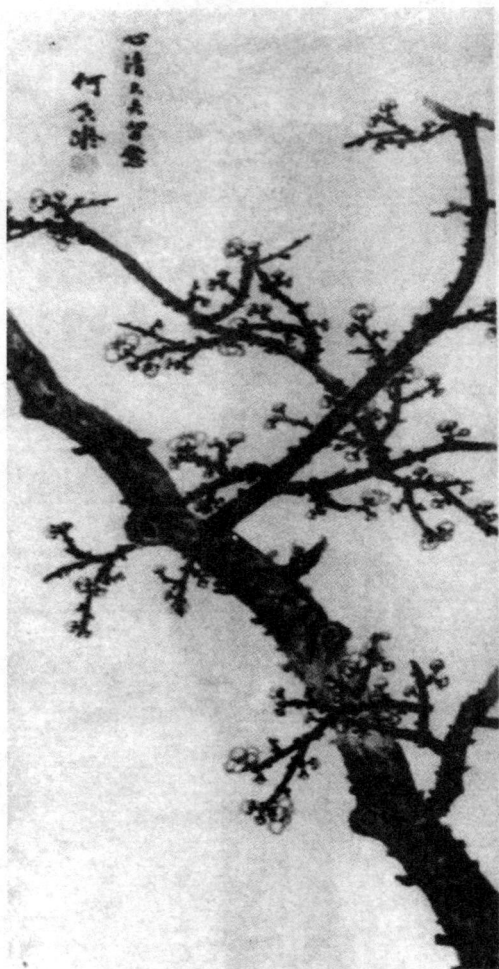

何香凝亲笔绘梅花赠叶心清

红军不怕远征难万水千山只等闲五
岭逶迤腾细浪乌蒙磅礴走泥丸金沙
水拍云崖暖大渡桥横铁索寒
岷山千里雪三军过后尽开颜

毛主席长征诗 一九五七年六月 为
心清先生属字 沈钧儒作於北京颐和园

赠叶大夫

生伦、寿新姊伸、跡承。

复经增法忌重奇继承。

天有人办多浮多善

陀来名施睹世古们善

华医驰鱼阿百自人

日疗外灸笑完州在

今治中针垃沉神端

吴玉章

1960·9·4· 于青岛

任 叙

癸亥之夏余因病肺手術后就医于西苑医院叶成亮彭登慧夫婦持其先父叶君心清的醫案稿来属為一言余與叶君為三十年前旧交在蜀時常徜徉于塗山嘉水之間特別是建國初期共籌备中醫學會過從尤密叶君固為訥于言而敏于行者在朋

輩中最重然諾不稍苟且
對待病人則竭誠救治不
計酬報嘗為群眾所稱道
一九五六年中央貫澈黨
的中醫政策省齦興辦中
醫研究院中醫學院巴蜀
名醫先後奉調來京者凡
十數人余與叶君在其列
君就中醫研究院任職余
則濫竽北京中醫學院當
時研究院在城南學院在
城北路遙事冗相晤漸稀

除参加會議偶或一面外不復有巴山夜話之雅集矣一九九六年六月文化大革命的烏雲密佈压城欲摧余與叶君相繼陷冤獄君竟不幸蒙冤長逝余亦刼后餘生僅免于不死今成亮夫婦以君之醫案来請序物在人亡不禁感慨系之

醫案禍固非君之親筆然檢視內容每一病案的

診察辨証立法處方选穴
針刺等的規矩准繩宛如
昔日余之所目睹者議病
周而審証的处方密而鍼
法精君之學養深功躍然
紙上這是很可寶貴的如
腹瀉四案暴瀉一久瀉二
泄瀉一暴瀉案正衰邪盛
君用獨参湯急固其正氣
同時亦清解其邪熱收到
固正而不恋邪驅邪而不
傷正之效久瀉一案雖已

成為慢性病但君審其濕
熱之邪仍在始終不放弃
清利濕熱之法第二案純
為虛象終以溫補脾腎竟
其全功許案正雖衰而邪
仍在故扶正亦兼去邪竟
能救前醫之失而獲良效
又如同一烏梅丸既用以
治脇疼又用以療胃痛同
一龍胆瀉肝湯既以治
眩暈又用以治癲癇但其
間的藥味加減分兩輕重

大不相同各具妙理如果用思不精辨証不准未足以言此願世之讀叶君醫案者應該在這些地方多加玩味必將獲益不鮮

叶君深究大小方脉的同時尤擅長針灸故案中注注針药并用其效尤捷君于針剌手法最為考究當其練針之初曾鍛煉手指用力針剌淺而功效宏故乞君針剌治療者日益

象甚至有目之為針灸醫
者耶以案中針灸諸法亦
很值得我們學習

　余既老且病幸能見到
故人的脈案得以樺行雖
耶醫无多而杏光屯羽彌
足珍惜願與讀者共寶之
一九八三年冬至日

　　　　任應秋時年六十九

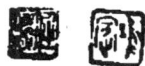

内容提要

　　本书收录了当代已故著名中医临床学家叶心清的医论、医话、医案，涉及内科、妇科、儿科、皮科及骨科等多种疑难杂症。全书比较全面系统真实地介绍了叶老从医50载的临床经验和学术思想，特别是独到的遣方用药佐针疗疾的整体辨治经验，并附叶老的传略和年谱。本书具有较高的启迪和实用价值，是临床医师良好的参考书籍。

目 录

医家小传

孝敬祖母　步入杏林

　　先师叶心清，字枝富，1908 年元月 16 日出生在川蜀宝地大邑韩县镇乡的清秀农舍，自幼熏陶蜀中文化。13 岁时又随祖母移居武汉。时值祖母重病卧床，遂请汉口名医魏庭南诊治，魏老针药并施，先师随侍照料，不久祖母病愈。先师也对中医产生浓厚兴趣，决心拜魏老为师，钻研医道。惜乎魏老先前的几个徒弟均因怕苦思迁，未能坚持，半途而废，故婉言谢绝之，先师决心已定，反复央人向魏老求情，感其诚，动其情，方应允。初入杏林，先师年少气盛，魏老赞赏其"头悬梁，锥刺股"的苦钻精神，于是口传心授，耳提面命，精心栽培。白日随师临诊实践，夜晚攻读医典，特别研习针灸经络理论。

　　金针度人疗疾系清代泰山僧人园觉所创。当时泰山县官因秉公处理园觉僧人与当地恶棍的强占庙宇之争。园觉僧人深谢其德，遂将武功及金针术传于泰山县官之子黄石屏。黄师术成，悬壶于上海，以气功和金针闻名于海内外。嗣后又传术于湘人魏庭南。魏师以高尚之德，精湛之术于民国初年悬壶于武汉并收弟子三人。大弟子治愈北洋军某要人的中风之疾，被授淮海盐运使显官而中断医术。二弟子在长沙大火中失踪，独存三弟子川人叶心清。

叶师自幼好学，寡言苦钻，待师尊如父辈，视患者似亲人。深得魏老器重。于是倾书传授，既教其医术，又诲其医德，成为唯一的德意门生。叶师在魏老的调教下，深得金针度人的精髓，在嗣后的行医生涯里又有颇多的发挥和创新，成为杏林中独树一帜的金针高手。

立志中医　名震蜀中

先师在汉口随魏老临诊达 12 年之久，1933 年学成返回重庆，遂与唐阳春、张乐天、龚志贤诸同仁开设"国粹医馆"，集中医内科、妇科、针灸、骨科之长，普济众生，除门诊治疗外，还开设少量病床，收治住院患者并招收学员。当时在四川中医界颇具影响。1936 年先师又移居成都，在包家巷开设诊所。

届时先师年仅 30 余岁，重医术更重医德，十分关心体贴生活贫困的民众，对他们不仅免费诊治，还同小南街的"光华堂"药店商定，凡贫困患者凭其处方免费抓药，药费定期由先师结算。记得当时有位汪姓老太靠儿子拉人力车为生，生活十分困难，因患重病无钱医治，求助于先师，先师自始至终给予免费诊治，免费抓药，汪老太没花一分钱而大病痊愈，为此感动得痛哭流涕，逢人称道先师的再生之恩。

由于先师德高术精，名震蜀中，当时国民党的要员，如于右任、胡宗南、刘文辉、蒋鼎文、宋希濂、宋哲元、吴允周等都邀先师诊治。而且疗效卓著。口碑盛学，成为蜀中年轻有为的名医。

1949 年底成都解放，先师目睹国家日新月异的变化，由衷拥护与热爱中国共产党，决心凭借自己的医术兢兢业业地为人民为国家工作。他摒弃门户之见，主张一切从病人出发，中西医相互取长补短，发挥各自的优势。因其疗效独特，思想进步，1954 年当选为重庆市第一届人民代表大会代表，并荣任重庆市中医学会委员，中西医学术交流委员会委员。

应召晋京　德术皆碑

1955 年 12 月，为了贯彻党的中医政策，经毛主席批示，中国中医研究院在北京成立，在筹建过程中，中央卫生部聘请近 30 名全国著名老中医来院任职。年仅 47 岁的先师应召晋京。当时他在重庆每日门诊近百人次，每月收入逾千元，生活十分优渥，但为了振兴中医事业，不顾每月工资仅原收入的不足三分之一，毅然携家眷北上。

进京后在中国中医研究院广安门医院高干外宾治疗室任职。每周一、三、五为高干外宾治疗，二、四、六到普通门诊为群众服务。先师对待患者一视同仁，决无高低贵贱之分。对待病人认真负责，一丝不苟，遇到疑难病症，更是反复推敲，悉心治疗。1959 年青岛铁路局总工程师牛渚患粒细胞性白血病，高热不退，病苦不堪。其家属慕名来京，口述病情，求先师赐方，巧组滋阴清热药方，药到病除，高热立退。牛渚深信先师医术之精，遂专程来京住入铁路总院，请其定期会诊，致使病情完全缓解。其时许多大医院经常请他会诊，对待危重病人，他每日亲临观察，积极参加抢救，经常用电话询问病情，及时调整处方，使许多危重病人转危为安。由于工作勤奋，成绩突出，1960年被评为中央卫生部先进工作者并当选为第四届全国政协委员。

1962年7月间先师长子成亮筹备婚事，完婚在即，邓子恢副总理在武汉患病，请先师前往诊治，他毫不犹豫地赶赴。这种认真负责，全心全意的服务精神深得中央首长的称道和信赖。

1965年，他已年逾57岁，是第一批响应党的号召，参加农村巡回医疗的全国著名医学家之一，担任中国中医研究院农村医疗队队长，深入京郊顺义县南法信公社，他严于律己，以身作则，坚持和社员同吃同住同劳动，热情为农民兄弟服务，送医送药上门，医治了许多的疑难病症，他态度和蔼，细心诊治，艰苦朴素，没有架子，深得农民的敬重和交口称颂并建立了深厚的友情，不少农民进城时还常到先师家作客。在农村这个广阔的天地里，他工作生活了将近一年，使他的思想境界产生了飞跃，他说："农民那种建设社会主义的积极性，千方百计为国家多打粮食的精神，鞭策我们更好地为他们服务，更多地向他们学习。"也就在这一年，他向党组织提出了入党申请。这次巡回医疗影响巨大，中央电视台对他进行了专访，并向全国播映，他在《人民日报》上发表了题为"为贫下中农服务，更好地改造自己"的文章，畅谈知识分子思想改造的体会。在当时的历史背景下，先师对首长对群众，对农民都能如此地一视同仁、如此地深怀情份，实在难能可贵。

先师十分关注中医事业，积极培养后继人才，先后收授学生七人。倾注心血，严格训导，诲人不倦，言传身教，使学生们学有所成。如陈绍武教授曾任中国中医研究院院长兼北京针灸骨伤学院院长，北京中日友好医院院长，国际针联主席，第九届全国政协委员，1999年4月因心肌梗死病逝；陈克彦主任医师曾任中国中医研究院针灸研究所针法灸法研究室主任，1986年5月因患癌症病逝；徐承秋研究员，曾任中国中医研究院广安门医院内科主任，国家中医药管理局冠心病急症协作组顾问，中国中西医结合心血管病委员，北京中西医结合心血管病委员会副主任委员，国务院政府特殊津贴享受者；张大荣主任医师，曾任中国中医研究院广安门医院党委副书记，第五届全国政协委员，国务院政府特殊津贴享受者；叶成亮主任医师曾任中国中医研究院西苑医院针灸科主任，现任中国针灸学会常务理事，《中国针灸》编委，中国中医研究院专家委员会委员，美国纽约国际针灸学院教授。叶成鹄主任医师，曾任中国中医研究院广安门医院针灸科主任，中国针灸学会针法灸法研究会副理事长，北京市针灸学会理事兼刺灸委员会主任委员，澳大利亚布里斯本针灸学院理事兼针灸系主任，美国纽约国际针灸学院教授；沈绍功主任医师，曾任中国中医研究院基础理论研究所副所长，现任胸痹急症研究室主任，博士生导师，中国中医研究院学位委员会委员，国家中医药管理局冠心病急症协作组组长，中国中医药学会急诊医学会副会长，心病专业委员会副主委兼秘书长，国务院政府特殊津贴享受者。

扬名海外　为国争光

1958 年北京友谊医院收住一位蒙古女宾，患有严重的神经性呕吐。曾在莫斯科治疗，到黑海疗养，结果病情反而加重。住进友谊医院时，骨瘦如柴，情绪激动，时哭时笑，大便秘结，食后半小时即吐，每日呕吐量达 600 毫升，以致畏惧呕吐而不敢进食，痛苦不堪。西医治疗乏效，约请先师会诊。先师辨证为脾胃不和，气郁化火，用泄肝和胃，降逆止呕之剂，针药并施。仅仅八天呕吐停止，病人心情愉快，饮食渐增，痊愈回国前，患者亲属及蒙古大使馆官员特向先师隆重致谢。

1960 年北京解放军总医院，收治一位捷克男宾，20 多岁时因工作过度紧张而患失眠达 40 年之久，每夜只能睡二三小时并常伴左面部发作性电灼样剧痛，持续半小时左右。面红目赤，全身燥热。长期服用大量镇静安眠药，曾经捷克、法国、前苏联数国治疗，均无疗效。此次特来中国求治于中医。先师诊其脉象沉弦数，苔淡黄，辨证为肝肾阴虚、虚火上炎，治以滋补肝肾、养血安神，取双侧三阴交、大溪、蠡沟（补法）、期门（右侧泻法）、平补平泻中脘、神门（双侧），每日金针 1 次，连针 10 次，心烦消失，每夜能睡八九小时，有时整夜不醒。神奇之效，令捷克医生惊叹不已。

兄弟邻邦越南抗击美国侵略期间，我国人民节衣缩食，从道义、人力、物力诸多方面给予无私援助。先师受党和国家的指派参与了这一崇高的国际主义援助行动。当时越南总理范文同，副总理兼国防部长武元甲都患有多种疾病，曾几度来我国治疗，在桂林、昆明、广州等地都由先师负责他们的诊治康复计划。1961 年到 1966 年六年间，曾四五次冒险到战火纷飞的越南为他们继续治疗，同时还给胡志明主席、黄文欢、黎笋、黎德寿等领导人治病保健。为此，1962 年 10 月 1 日国庆之际，胡志明主席赠给先师一张亲笔签名的彩色照片。1964 年，越南政府为表彰他的功绩，由范文同总理亲自授予他金质"友谊勋章"一枚，并举行了隆重的授勋仪式。

地处阿拉伯半岛西南端、总扼红海出口的也门王国，地处要冲，举此瞩目。1958 年，时年 66 岁的艾哈迈德国王，身患严重的风湿症，虽经意大利、美国、苏联等国医生的治疗未见效果。其王太子以副首相兼外交大臣的身份访华时向周恩来总理提出了请中国医生为其父王治病的要求，周总理当即应允并指派先师及西医专家邝安堃、陶寿琪组成医疗小组前往也门。

中国医疗小组来到也门首都萨那时，美国政府正派遣一代表团在此活动，谋求与也门建交，同时亦派一个医疗组为国王治病，政治形势十分微妙。直到第三天上午医疗组才得以进入王宫与国王见面。此时被侍者扶起来的艾哈迈德国王老态龙钟，双目眍䁖，骨瘦如柴，五心烦热。经过医疗组的详细诊断，国王患的是严重的全身风湿症。国王的意大利御医介绍，美国医疗组治疗无效，苏联的两位教授仅写了一份病历就知难而退。当时西医的最好设备和治疗手段都已用过御医正束手无策。医疗组面对重重压力不计个人得失，以高度的政治觉悟，团结协作，确立以针灸开路，中医为主，西医护航的治疗方针。于是医疗组里唯一的一位中医，先师责无旁贷地挑起了这份重担。

第一次给国王治疗，他只用按摩的手法，不用药，不扎针，国王容易接受，如此一天三次的手法穴位按摩，经历一周的治疗，国王自觉轻松略微见效，于是对中国医生的态度由满脸阴沉到稍见笑容，按摩时也顺从配合，这无疑增加了医疗组的信心。从第二周起，先师提出加大治疗力度，除按摩外加以针灸，运用叶氏独特的金针术。这一天替国王按摩结束，通过翻译接着要做金针术，国王听毕点点头，中国医生不禁暗自高兴，因为艾哈迈德国王几度出生入死，对人疑虑重重，即使是服侍他多年的意大利御医，检查用药都不能随心所欲，何况是陌生的中国医生呢？当先师拿出三寸金针时，国王脸色铁青，两目怒突，表情恐惧，翻译急忙说道："国王不同意用针，说这会要了他的性命。"先师沉着地走上前去，微笑而镇静地来到国王身边，两手捏着金针，一边比划地解释，一边用针在自己身上示范，他讲得那么诚恳，那么耐心细致，终于感动了国王，他慢慢伸出了已经变形的手，先师兴奋地托着国王的手，仔细找准穴位，但见他两手配合，熟练而快捷地在合谷穴上为国王扎入了第一针，国王望着插在虎口上的金针咧嘴笑了起来，原来叶氏金针术在不知不觉中刺入穴道，毫无痛感，王宫里的人们都为先师的成功而高兴，气氛顿时变得平和温馨，松弛多了，可是先师仍是全神贯注，一丝不苟，他深知一针的千斤之力马虎不得，在一小时的针灸过程中，国王由恐惧到放松最后竟酣然入睡了。先师也深深地松了一口气。

经过近一周的按摩针灸，国王蜷曲的手竟神奇般地可以伸展开来，治疗初见疗效，国王开始充满信心，积极配合，医疗组又制订出新的治疗方案，开始加服中药，经过三个多月的精心治疗，艾哈迈德国王的全身风湿症霍然解除，他兴奋得举起盛满黑稠中药汤的瓷杯，一饮而尽，对着王宫内的满堂宾客，称赞先师为"东方神医"。当地报刊以此为题做了专门报导。一时间先师神奇的医术，名扬海外，后宫的妃嫔50余众，点名请先师治病保健，王公大臣及各界名流亦纷纷慕名登门求治，中国医生的美誉深入到阿拉伯民族的心底。

三个多月的签约期即将临近，中国医疗组圆满完成医疗任务即将起程回国，艾哈迈德国王单独召见先师，用重金请他留下来当御医，但是人世间的东西不是都能用金钱买到的，一个中国医生的爱国激情国王应当理解，面对先师的婉言谢辞，国王只能长叹认同，临别前他在瑞士订造特制纯金表一只，表面上印有国王头像和也门地图，亲手赠送给先师留念。它将作为中医传情，先师为人的历史见证，永存人间！

"文革"含冤　病逝狱中

先师挚友，著名中医学家任应秋称他"讷于言而敏于行"，这是对他性格的真实写照。为人耿直，坚持真理，决不迎奉上司；善于诲人，谆谆诱导，以理服人，决不以势压人；每遇事端，直陈己见，决不包庇纵容，姑息私情。他每日起居有常，饮食有节，懂得怡神保养，晨起练功，然后步行约一公里到医院上班，生活很有规律，故虽年已花甲，仍见面少，每年体检从无病变，大家都说叶老一定能够高寿。

"文革"开始，他从未参加任何反党活动，仅在"你们要关心国家大事"的感召下，改变了以往的习惯，在不同场合，对当时的一些事件表示了一些看法，意想不到在1967年9月的一个傍晚，有人以请他出诊为名将他逮捕了，接着就是无数次抄家，进而锒铛入狱，而且长子成亮，次子成鹄也几经隔离审查，劳动改造，受尽磨难。先师入狱两年，1969 年 9 月初突然通知家属前去探视，两年不见，先师被折磨得骨瘦如柴，卧床不起，奄奄一息，其境惨不忍睹。几天之后，1969 年 9 月 12 日因患癌症在狱中病逝的一纸通知，一代名医就此了结一生。

历史是公正的，它不依人的意志为转移，12 年后的 1981 年 11 月在北京八宝山革命公墓大礼堂隆重召开追悼大会，中医界领导前辈同人和后学共四百余人到场，痛悼先师叶心清，这位为中医事业振兴，给患者造福保健，不惜献身的中医名家，中医临床学家。骨灰被存放在八宝山革命公墓。含冤九泉的叶老，您看到此景此情，一定会瞑目欣慰吧！

专病论治

支气管炎

支气管炎以"咳""痰""喘""炎"为主要症状，根据起病的缓急和病程的长短，临床分为急性和慢性两大类。支气管炎属于中医的咳嗽、喘证、痰饮范畴。

金元张从正、刘完素明确地把咳嗽与六气相联系，提出"寒暑燥湿风火六气，皆令人咳嗽"。明代张介宾更把咳嗽分为外感，内伤两大类，所谓："咳嗽之要，止惟二证，何为二证？一曰外感，一曰内伤而尽之矣"。其临床证候分类不外乎风寒束肺，风热袭肺，燥热伤肺，内饮外寒，痰热壅肺和肺肾两虚诸端，先师善治燥咳，只要抓住外感燥咳，清肺为治。内伤燥咳，养阴为先之两纲则屡治屡效。

外感燥咳　清肺润燥为治

陈童　8岁　病历号：60490

咳嗽20余天，于1963年8月26日来院诊治。

患儿阵阵干咳已逾二十余天，初时白天干咳频作，服西药后，虽然白天干咳见轻，但晨起及夜间醒后频咳依然难止，体温不高，食欲减退，口不干，二便自调。

检查：扁桃体肿大，两肺基底部闻及粗湿啰音，舌苔中心淡黄，边薄白，脉细数。

诊断：急性支气管炎

辨证：外感燥邪咳嗽

治法：清肺润燥

处方：沙参9克　知母6克　浙贝母6克　白芍9克杏仁泥4.5克　化橘红4.5克　旋覆花6克（包）　南苏子4.5克　紫菀4.5克　生姜1.5克　甘草2.4克

结果：上方每日1剂，水煎分2次服。4日后干咳大减，左侧肺部粗湿啰音消失。原方再进4剂，干咳全平，肺部粗湿啰音完全消失。

按语：病起夏末秋初，燥金当令之时，不慎感之必频频干咳，绵延日久。苔淡黄，脉细数均为外感燥邪之表现无误。先师以清肺润燥立法投沙参润燥，知母清肺为君，佐白芍养阴，相得益彰，巧配杏仁、橘红止咳，旋覆花、苏子降气，生姜、甘草和中，共收清润之效，燥邪清，肺气降，干咳自宁。共进8剂而疗缠绵二旬的干咳顽症。其中独到之处是应用浙贝、紫菀的药对，浙贝之清，紫菀之润，临床对燥咳特别有效。

内伤燥咳　养阴清热为先

万某　25 岁　巴西女宾，病历号：2309

咳嗽 2 年余，近 3 个月来加重，于 1963 年 4 月 13 日来院诊治。

患者近 2 年来经常干咳无痰，3 个月前来华工作，干咳较前加剧，晨起尤甚，时有鼻衄，伴气短乏力，口干欲饮，手足心热，午后头痛，夜间盗汗。

检查：胸透肺纹理较粗，验血白细胞 10500/mm^3，淋巴 30%，分叶 64%，杆状 1%，单核 5%。红细胞 457 万 /mm^3，血沉 37mm/h。苔黄燥，脉弦细数。

诊断：慢性支气管炎

辨证：阴虚咳嗽

治法：养阴清热　润肺止咳

处方：生地 18 克　麦冬 9 克　天冬 9 克　沙参 9 克知母 6 克　银柴胡 4.5 克　地骨皮 6 克　青蒿 6 克　浙贝母 12 克　紫菀 6 克　杏仁泥 6 克　百部 6 克　桑叶 6 克　青皮 4.5 克　炒麦芽 6 克　炙甘草 2.4 克

结果：上方每日 1 剂，水煎分 2 次服。7 剂后干咳、盗汗及手足心热大减，但仍有午后头痛。原方去知母、青蒿、地骨皮，加菊花 9 克，百合 15 克续进 7 剂。干咳停止，精神好转，头痛疲乏均见减轻，原方再进，减量为隔日 1 剂，共 7 剂，14 天后诸症均除，唯下午偶感轻微头痛，改服杞菊地黄丸，每次 6 克，1 日 2 次，1 个月后，头痛解除。追踪观察 1 年，情况良好，未再复发。

按语：咳嗽为肺系主症，其因多样，外感燥邪固能干咳，内伤阴亏也能致咳，不可不辨。手足心热，夜间盗汗，口干欲饮乃肺阴亏损，时有鼻衄，午后头痛系虚火上炎。见苔黄燥，脉细数更属内伤燥咳无疑。先师认为肺肾同源，内伤燥咳，养阴为先，应当肺肾同滋，投生地、二冬为君。阴虚必有内热，故佐银柴胡、地骨皮、青蒿降其虚火。沙参之润燥，知母之清肺，以及药对紫菀、浙贝合用既利养阴又增滋降，实属妙配。杏仁、百部止咳润肺，桑叶、青皮清肃降肺，可增止咳之力。养阴之品有滋腻之虑，酌加麦芽和胃，甘草和中，乃滋而不腻之意。

养阴清热 7 剂，肺阴得复，虚火得降，遂减清降之品，加百合增润肺止咳之力，兼清心宁神，加菊花滋阴清肝而止头痛。续进 7 剂症除，减量隔日服，再以丸剂巩固，这是先师治疗慢性病，防复之法。

支气管哮喘

养阴清肺治其本　化痰平喘治其标

支气管哮喘是常见的变态反应性疾病，发作时气管平滑肌痉挛，黏膜肿胀，分泌增加，导致支气管腔狭窄而呼吸困难。中医属哮证范围。明代李中梓《医宗必读》首先提出"哮证"病名，是内因积寒之气，外有非时之感，膈有胶固之痰，三者相合，痰随气升，气因痰阻，相互搏结，闭塞气道，肺失肃降而发病。正如《景岳全书·喘促篇》所云："喘有宿根，遇寒即发，或遇劳累即发者，亦名哮喘。"

哮喘之治，大多医家均遵景岳之旨："未发之时，扶正为主；即发之时，攻邪为主。扶正气者，须辨阴阳，阳虚者补其阳，阴虚者补其阴；攻邪气者，须分微甚或散风寒，或温其寒，或清其痰。"

但先师治哮，独具特色，主张以养阴清肺治其本，化痰平喘治其标。

郝某　女性　26 岁　病历号：41551

发作性呼吸困难 2 年，于 1962 年 4 月 28 日来院诊治。

患者 2 年前在上海突然出现发作性呼吸困难，发病时不能平卧，呼吸有响声，伴有咳痰，每次发作需持续 2 周左右，夜间较甚，时发时止，间隔不定，逐渐加重。近半年来经常处于发作状态，午后及夜间自觉身热，但测体温不高，手足心热，夜间盗汗，烦躁口干，但喜热饮，疲乏无力，食欲不振。去年底曾在上海某医院住院，治疗月余，中西药兼施，哮喘虽稍缓解，但始终未能平息，3 个月前由上海返京，曾经针灸及中药治疗，疗效均不明显，西药氨茶碱及考的松也只能暂时缓解，已有半年不能上班工作。

自幼有过敏性鼻炎及关节炎病史，1958 年曾患肺炎。家族中无类似疾病史。

检查：体型瘦长，营养尚可，呼吸较急促，颜面及眼睑轻度浮肿，胸廓正常，心音较钝，两肺闻及散在哮鸣音，腹平软，肝脾未触及、血尿常规化验正常，胸透有肺气肿证象，苔薄黄，脉弦细数。

诊断：支气管哮喘

辨证：阴虚肺热　清肃失司

治法：养阴清肺兼以化痰平喘

处方：生地 18 克　沙参 12 克　天门冬 12 克　银柴胡 3 克　青蒿 6 克　白薇 3 克　地骨皮 6 克　知母 3 克　杏仁泥 6 克　款冬花 6 克　紫菀 4.5 克　青皮 3 克　炒麦芽 6 克

旋覆花 6 克（包）

结果：上方每日一剂，水煎分 2 次服。服 7 剂后哮喘停止。潮热盗汗，手足心热，阴虚内热症均有减轻，食欲增加，但见肠鸣漉漉，大便溏泄。原方去知母，续服，仍为每日 1 剂，但经期停服。以后病情逐渐好转，哮喘一直未复发，仅有时夜间偶感气短。潮热盗汗，手足心热消失，食纳转佳，共服药 126 剂后改用丸药。巩固疗效。服香砂六君子丸，每日上午 3 克，六味地黄丸每日下午 3 克，保和丸每日中晚饭后各服 3 克，维持 1 个月，追踪观察 1 年余，哮喘未再发作。

按语：本例，潮热、盗汗、手足心热、烦躁口干，苔薄黄，脉弦细数，一派阴虚内热之象，故属阴虚肺热，肺失清肃之哮证，不可采用常规的温肾纳气，降肺平喘之治。先师以养阴清热立法，重用生地、沙参，佐以地骨皮、天冬、知母的降火滋阴，白薇、青蒿的清虚热，银柴胡的退虚热而不苦泄，理阴分而不升腾。再配旋覆花、款冬、紫菀、杏仁的化痰平喘和麦芽、青皮的和胃消食，标本兼治，既扶正又祛邪，使阴液得复，虚热得清，不专治喘而喘自平。7 剂后喘虽止，便自溏，系方中知母滑肠之，故而祛之。

常言道"内不治喘"，说明哮喘病难治，反复性较大，尤其是阴液耗损之喘更难短期内恢复，故守方半年，服药 126 剂，方奏全效。

先师对疾病的善后十分重视，主张从脾、胃、肾三者着手，改用丸药缓图方能巩固疗效。治脾用香砂六君，治肾用六味地黄，而和胃者则投保和丸，午、晚餐后即服 3 克，此乃先师疗慢性病巩固疗效之特色所在。

肺 结 核

养肺阴　清虚热　滋清结合

肺结核系结核杆菌引起的肺部传染病，属于中医的"肺痨"范畴。常规治疗不外乎养阴固金用百合固金汤，或者培土生金用四君子类。但先师认为肺痨之证大多肺阴亏损，虚热内盛，单纯养阴，补脾，力量单薄，宜养肺阴兼清虚热，滋清结合方能奏效。

崔某　男性　37岁　病历号28740

胸痛、气短、盗汗2年，于1959年8月19日来院诊治。

患者自1949年起发现有浸润性肺结核，虽经中西医治疗均未见好转。但自觉症状并不明显，尚能坚持上班工作。近2年来渐有胸痛、气短、盗汗、神疲乏力，食欲不振，夜眠不实，晨晚咳痰，黄黏腥臭，口干喜热饮，溲黄便调，日见消瘦。多年来一直注射链霉素，服雷米封、PAS等。

检查：右上肺闻及湿啰音，呼吸音较粗。X线胸片右上肺浸润性结核灶。痰培养有结核杆菌生长。苔薄黄，舌质红，脉沉细数。

诊断：开放性肺结核

辨证：肺阴亏损　虚火内盛

治法：养肺阴，清虚热，滋清结合

处方：生地黄24克　玄参15克　知母9克　地骨皮9克
青蒿9克　鳖甲18克　白及9克　浙贝母12克　茯苓15克
桔梗3克　青皮6克　浮小麦15克　夜交藤30克　甘草

3克

结果：上方每日 1 剂，水煎分 2 次服。共进 10 剂，盗汗已止，但仍咳嗽、胸痛、疲劳乏力。乃宗前法，原方加减，膏剂缓图。

生地黄 240 克　知母 9 克　浙贝母 120 克　茯苓 150 克　白及 120 克　白薇 90 克　杏仁泥 60 克　牡蛎 180 克　旋覆花 60 克　酸枣仁 90 克　青皮 60 克　蒲公英 180 克　炒麦芽 120 克

上药浓煎，以白蜜 250 克收膏，1 日服 2 次，每次 1 茶匙。

此膏剂共配 2 料，连服 3 个月，咳嗽盗汗已止，胸痛减轻，精神好转，痰培养多次均为阴性。此 3 个月间已逐渐停服西医抗结核药物。

继续服此膏剂 1 年，胸痛止，疲劳感消失，仅感睡眠稍差，痰培养一直阴性，X 线胸片复查原病灶已硬结钙化。

按语：本例开放性肺结核已迁延达 10 年之久，曾经中西医常规治疗均无效。先师抓住盗汗、口干、胸痛、苔薄黄，舌质红，脉细数诸肺阴亏损，虚火内盛之证，从养阴清热另辟治疗途径。养肺阴重用生地、玄参，清虚热投以地骨皮、青蒿、知母，特别用鳖甲，一则滋阴潜阳，二则软坚化痰，配青蒿更是疗骨蒸盗汗之要药，近人以鳖甲愈合结核性溃疡效果理想。方中白及性苦涩微寒、入肺经收敛止血，消肿生肌，近代药理研究，白及对结核杆菌有显著的抑制作用，先师历来主张中西医互相取长补短，在配方中首先突出中医辨证论治，在此前提下尽量采用现代药理证实但又不违反辨证原则的中药来提高疗效，此例采用白及便是明证。

由于病深痼沉，难求速效，故守法易剂，改用药膏缓图，这又是先师治疗顽疾的一个特色。在药膏方中有2个特殊用药：一是牡蛎可以补充钙质利于肺结核的钙化吸收，且《得配本草》云："牡蛎和贝母，消痰结"，增强化痰之力。二是蒲公英，既对结核杆菌有明显的抑制作用，又如《随息居饮食谱》所云，蒲公英"清肺，利膈化痰，散结消痈，养阴，凉血"。本例连服药膏达1年之久而获全效。

食 道 炎

宜调肝和胃　清利湿热

食道炎主要表现为吞咽困难，可以概括在中医"噎膈"范畴。虽然早在《内经》中就有"噎膈"的描述，如《素问·阴阳别论》曰："三阳结为之膈。"《素问·至真要大论》曰："饮食不下，膈咽不通，食则呕"。但首书病名为"噎膈"者为《诸病源候论》，其著专有"噎膈候"曰："噎膈者，饥欲得食，但噎塞迎逆咽喉胸膈之间，在胃口之上，未曾入胃即带痰涎而出"。其槁在上，近咽之下，水饮可行，食物难入。

中医治疗噎膈大多从理气降逆，化痰软坚，活血散瘀或清热解毒着手。先师认为噎膈之因在于肝胃不和，湿热内阻，正如叶天士《临证指南医案》指出的："肝藏厥气，乘胃入膈"，"厥阴之气上干，阳明之气失降。"故应治重调肝和胃，清利湿热，方能打通噎膈。

石某　男性　55岁　病历号：62805

前胸闷胀不适约半年，于1963年10月23日来院诊治。

半年前某天吃馒头时，突然感觉吞咽困难，嗣后梗噎症状逐渐加重伴胸骨后闷胀，呃逆嗳气，偶有腹痛。食道镜检查发现食道黏膜局部充血，钡餐透视未见异常。苔薄黄腻，脉弦滑。

诊断：食道炎

辨证：肝胃不和　湿热内阻

治法：调肝和胃　清利湿热

处方：竹柴胡 3 克　白芍 12 克　天花粉 24 克　生栀子 6 克　茯苓 12 克　炒薏米 24 克　泽泻 4.5 克　冬瓜皮子各 9 克　蒲公英 12 克　枳壳 4.5 克　甘草 2.4 克

结果：上方每日 1 剂，水煎分 2 次服。共服 7 剂呃逆减少，守法续进并加六神丸，每日 5 粒，半月后原方中加川贝母 9 克，夏枯草 12 克再进，自觉胸骨后闷胀感日见减轻，共服 42 剂后梗噎感基本消除，其余症状大见好转，复查食道镜，食道黏膜充血消失。

按语：此例噎膈系厥阴顺乘阳明，胃土损伤，则肝木愈横，日久化火蕴湿，故见苔薄黄腻，脉弦滑。治重调肝和胃，调肝用竹柴胡、白芍、夏枯草、生栀子。其中竹柴胡为柴胡全草，其调肝之力尤佳，夏枯草、生栀子清肝调肝，白芍柔肝调肝，清肝利于化火之象，柔肝防止火热伤阴。和胃用茯苓、花粉，茯苓兼渗湿，花粉能润燥。清利湿热用蒲公英、苡仁、冬瓜皮子、泽泻。加枳壳用其行气之力以利湿于下焦。复诊时加川贝母散结之功，加六神丸取其解毒消肿之力，均利于湿毒之清。由于药证紧扣所以疗效显著。

慢性胃炎

慢性胃炎以胃脘部痛胀和消化不良为主要表现，为常见多发病。根据起病情况分为原发性和继发性两种。根据病位不同分为胃体胃炎、胃窦胃炎两种，根据胃黏膜病理不同分为慢性浅表性、慢性萎缩性两种。慢性胃炎属中医"胃脘痛"，"痞证"范畴。其因有两大类，一是情志不畅，肝气犯胃；二是饮食不节，胃失和降。辨证分虚实两类。实证重在肝郁气滞和湿热内蕴，虚证多见胃阴不足和中焦虚寒。

先师治疗慢性胃炎，非常重视整体观。认为病在胃，治在肝，因情志波动是其总因，从调肝着手，药疗意疗并进，才是取效之道。

调肝清湿而制吞酸

刘某　47岁　病例号：1556

因胃脘痛、吞酸3年，于1962年6月15日来院诊治。

患者于3年前偶有胃脘隐痛，继而吞酸，每月发作几次。但今年以来由于情志不畅，发作频繁，2～3天便犯病1次，在饭后1～2小时感胃脘部不适，伴烧灼感，痞胀，多矢气，口不干，饮食喜热，睡眠不佳，大便干燥，小溲黄少，遇寒则重。服西医碱性药物，症状暂时缓解。

检查：体胖，血压100/60毫米汞柱。胃液分析酸度增高，X钡餐造影，呈慢性炎症改变，未发现溃疡灶。苔薄淡黄，脉沉细弦。

诊断：慢性胃炎

辨证：肝胃不和　湿热内蕴

治法：调肝和胃　清利湿热

处方：藿香梗3克　砂仁3克　炒苡米24克　茯苓12克　蒲公英12克　扁豆衣12克　乌贼骨18克　冬瓜皮子各9克　广陈皮3克　肉桂3克　甘草3克

结果：上方每日1剂，水煎分2次服。连服7剂胃脘痛，吞酸大减。又服7剂仅吞酸发作1次。遂减量续服，原方隔日1剂，共20剂后胃脘痛已除，仅偶有吞酸，但停药3天后，仍有胃脘不适，为善其后，继服原方，隔日1剂，共服47剂，诸症皆除，停药观察3个月，病情稳定。

按语：《四明心法》云："凡吞酸尽属肝木，曲直作酸也。河间主热，东垣主寒，东垣言其因，河间言其化，然总是木气所致"。因此止酸之治必先调肝。先师专以藿香梗、砂仁、陈皮、茯苓、扁豆衣调肝和胃治其因，又用苡仁、蒲公英清利湿热治其化。方中用了两味特殊药，一佐肉桂之温中助膀胱气化以利湿，二佐冬瓜皮子使湿热由小溲排出体外。调肝和胃，清利湿热，制酸药仅用乌贼骨一味，然治重其因故3年顽固之吞酸得愈，这是先师重视整体治疗的例证。

抑木扶土而止脘痛

霍某　42岁　病例号：2930

胃脘闷胀疼楚1年，于1964年1月24日来院诊治。

患者每于下午及饮食后，胃脘部闷胀疼楚已逾1年，食欲不振，大便不成形，两腿酸软，全身乏力，时有头痛，心烦寐差，每因劳累过度情绪紧张或饮食不节而加重症情。病后体重减轻 2.5 千克左右。西药治疗 2 个月未见效果。

检查：精神较差，营养欠佳，上腹部有轻度压痛。胃液分析胃酸增高，X 钡餐造影胃部有炎性灶。苔薄淡黄，脉弦细。

诊断：慢性胃炎

辨证：木旺侮土

治法：抑木扶土　针药并施

处方：竹柴胡 24 克　潞党参 9 克　茯苓 9 克　广陈皮 3 克　砂仁 3 克（打）　吴茱萸 3 克　黄芩 3 克　泽泻 3 克　炒麦芽 6 克　瓦楞子 12 克（打）　防风 3 克　炒枣仁 12 克　夜交藤 30 克

针刺双侧足三里，留针 30 分钟，点刺大椎、右期门、中脘、神门

结果：上方每日 1 剂，水煎分 2 次服，针刺隔日 1 次。1 周后腹胀明显减轻，但胃脘痛无变化。将原方改为 2 日 1 剂，即每日服 1 次，1 剂分 2 日服，连用 2 周胃脘痛亦大减，食量增加。再服原方 1 个月后症状完全消失，消化功能恢复正常，大便成形，夜寐好转，共服药 28 剂，针刺 6 次而愈。

按语：本例虽见食欲不振，腑不成形，腿软乏力等脾胃虚弱的表现，但先师抓住脘部闷胀、头痛、心烦失眠和脉弦诸般肝郁木旺之证，分析病机，土弱系木旺所侮，故治重抑木以扶土。投竹柴胡，防风来抑木实为独到之处。吴茱萸、黄芩，一热一寒配为药对也具特色，既可疏肝清肝，善解厥阴之滞，又可暖脾和胃，振奋中土健运，专治呕吐吞酸之症。先师治大便不成形善用泽泻。考泽泻乃甘淡利水渗湿之品，渗去其湿，热随其泄，利其溲而实其便矣。心烦不得

眠，系心肝不宁所致，重用炒枣仁配以夜交藤（两者均可用到 30 克）最为切合，因两味均入心肝之经，既养肝又宁心，常收安眠之效。为减轻胃脘负担，改为每日服药 1 次，1 剂分 2 日服，脘痛遂大减，这也是先师治疗胃病的特色所在。

溃 疡 病

溃疡病包括胃、十二指肠溃疡，主要表现上腹部慢性反复发作性、周期性及规律性的疼痛，胃溃疡多在餐后半小时至 2 小时出现，十二指肠溃疡多在餐后 3~4 小时出现，并持续至下次进餐称为空腹痛，常伴嗳气、泛酸、恶心、呕吐等消化症状，重者合并呕血、便血。

溃疡病属中医"胃脘痛"范畴。其因有三，多为情志波动，肝气犯胃，次为饮食不节，损伤脾胃，再次为气候骤变寒中脾胃。其证分虚实两类，虚者多见脾胃虚寒，实者常为肝气犯胃，其治或温中健脾或疏肝和胃。

先师认为溃疡病，病发在胃，其因在肝，一方面肝郁化火，一方面阴虚肝旺，两者均可侮土而发为溃疡。另外在胃应注意浊阴犯胃，所以先师治溃疡病多用三法：清肝、滋阴、化浊。

清肝解郁疗胃脘胀痛

吴某　男性　45 岁　病历号：3170

胃脘疼楚，腹部作胀 3 周，于 1956 年 5 月 24 日来院诊治。

患者胃脘部阵痛已 3 周，伴有腹部胀满，嗳气吞酸，呕吐频作，但与饮食无明显关系，发作时间也无规律。初发时曾有柏油样大便并呕吐咖啡色物。食欲不振，大便干结，2～3 日一行，神疲乏力，消化不良症已延续多年。

检查：慢性病容，营养不良，消瘦体型，体重44.5公斤，血压：112/78 毫米汞柱。心音低弱，两肺呼吸音减弱。腹部凹陷，上腹正中有剧烈压痛，反跳痛（－），肝脾未触及。大便化验潜血强阳性，血、尿常规化验无异常。上消化道钡餐造影发现胃小弯处有 2.5 厘米 ×1.0 厘米大小之龛影。苔黄燥，脉弦大无力。

诊断：胃溃疡病

辨证：脾胃虚弱　肝郁化火

治法：清肝健脾　针药并施

处方：浙贝母18克　菊花12克　蒲公英18克　夏枯草12克　枳壳4.5克　橘络9克　茯苓12克　白芍12克　银花18克　天花粉21克　丝瓜络12克　生甘草2.4克

大肠俞、胃俞、肝俞、内关、足三里、上脘、中脘、每次酌取 2～3 穴，平补平泻，留针半小时。

结果：上方每日 1 剂，水煎分 2 次服，隔日针刺 1 次。针药 2 周后，胃脘痛，腹部胀满，嗳气吞酸，均有减轻。食欲增加，大便转润，每日 1 次。将原方去菊花、枳壳、银花、夏枯草、加党参12克、半夏9克，炒鸡内金6克，续服 12 剂，针刺同前。胃痛腹胀，嗳气吞酸诸症基本消失，食量较前增加 1 倍，精神好转，上腹部压痛明显减轻。脉象较前有力。肝郁渐疏，肝火得清，改投补中健脾处方如下：

潞党参15克　云苓15克　杜仲12克　广陈皮6克　丝瓜络12克　法夏12克　於术9克　蒲公英18克　炒麦

芽 12 克　炒鸡内金 9 克　甘草 2.4 克

上方每日 1 剂，水煎分 2 次服，针刺同前，隔日 1 次。继治半个月后，精神食欲明显好转，食量增加 2 倍，心音有力，上腹压痛消失，大便潜血转阴，体重增加 2.5 公斤。

再将原方去法夏、蒲公英、丝瓜络，加浙贝母 12 克，巩固疗效，再服 8 剂后停服汤药及针刺。以香砂六君子丸善后，每日服 2 次，每次 3 克，共服 20 天，复查上消化道钡餐造影，结果：胃小弯溃疡面完全愈合。

按语：本例初诊，虽有纳差脉虚，神疲形瘦等脾胃虚弱之征，但见嗳气吞酸，腹部胀满，呕吐频作，便干苔黄，脉弦且大等肝郁化火之象，属木旺侮土，不宜过早投补，只当清肝解郁为先。先师以蒲公英、夏枯草、菊花清肝火，橘络、丝瓜络、枳壳行气郁，但虑及脾胃之虚，清肝不宜过用苦寒，行气又恐香燥伤津，故佐银花、浙贝母、花粉既清热又生津。服药两周肝火既清，肝郁得疏，此时再投补中健脾方，以六君子为基础方，以蒁术克服白术之燥，用杜仲益火生土，增加健运之力，反佐蒲公英、丝瓜络，兼及肝郁化火之因，药简意深，切中辨证。最后以香砂六君子丸善后收功而愈胃小弯溃疡。

滋阴柔肝止溃疡便血

怡某　36 岁　外宾　病历号：01946

反复黑便 5~6 年，于 1962 年 1 月 16 日来院诊治。

患者近五六年来大便常呈黑色，不成形，日渐疲乏无力，饥饿时胃脘部牵引不适，但无明显痛感。今年曾吐血一次，在医院做上消化道钡餐造影发现十二指肠球部溃疡，并有贫血，时有头昏，容易紧张，劳累之后经常失眠。久用西药治疗无效。

检查：红细胞 250 万 /mm³，大便潜血强阳性。苔薄白，脉弦数，肝脉尤甚。

诊断：十二指肠溃疡病

辨证：阴虚肝热　木旺侮土

治法：滋阴柔肝　调和脾胃

处方：（1）竹柴胡 3 克　杭白芍 12 克　香附米 4.5 克　吴萸子 4.5 克　黄芩 4.5 克　潞党参 12 克　茯苓 12 克　乌贼骨 18 克　砂仁 3 克　银花 9 克　蒲公英 12 克　炒鸡内金 4.5 克　甘草 3 克

（2）三七粉 60 克，分成 100 包。

结果：上方每日 1 剂，水煎分 2 次服，三七粉 1 包早晚各用白开水兑服。共服 10 天，黑便及空腹不适感均有减轻。因要回国带回药膏剂，处方如下：

竹柴胡 90 克　杭白芍 180 克　香附米 90 克　吴萸子 60 克　黄芩 60 克　潞党参 240 克　茯苓 240 克　乌贼骨 300 克　砂仁 60 克　蒲公英 300 克　广陈皮 60 克　当归 180 克　何首乌 240 克　地榆炭 120 克　炒枣仁 240 克　冬瓜皮子各 300 克

上药浓煎以白蜜 250 克取膏，熬至滴水成珠为度，每日 2 次，每次用白开水兑服半汤匙。三七粉乃每日 2 次，每次 1 包。

后有电影代表团来我国访问时带来信件，谓回国后服膏剂及三七粉 3 个月后住院复查，发现十二指肠溃疡面大为缩小，本国西医甚感惊奇，希望再服药膏剂调治，仍以原药膏方加茜草 90 克再配 1 料，三七粉照服，100 天后溃疡愈合。

按语：本例为阴虚肝热，横逆中焦，迫血妄行，而有黑便及吐血之症，由于长期慢性失血，致血虚而不能上荣于脑则见头昏失眠，血不养肝，木旺侮土，而见空腹时不适感，脉弦数，肝脉尤甚，均为肝热之象，故其治滋阴柔肝，调和脾胃而引血归经。

先师以当归、白芍、何首乌滋阴柔肝，巧配竹柴胡、蒲公英、香附米清肝调气，又有吴茱萸、黄芩之助，使肝热得清。调和脾胃则用健运的党参、茯苓，和胃的陈皮、砂仁、茜草的收敛止血。肝热必兼湿故用冬瓜皮子渗湿，使邪热排出体外。可见先师制方的刚柔相济，清中寓补，补中有渗之新意。特别是在十二指肠溃疡中投用蒲公英、竹柴胡、茜草、冬瓜皮子等均为独特用药。我们在临证中也屡试屡验。

温中化浊治胃溃疡病

冯某　56岁　病例号：40859

胃脘疼痛已逾5年，于1962年2月10日来院诊治。

患者5年多来经常胃脘疼痛，嗳气吐酸，曾经医院上消化道钡餐造影证实为"胃溃疡"，但无吐血，便血之象。今年以来疼痛明显加重，引及背腹不适，每日均痛，午后尤甚，常常呕吐后方可缓解。伴有腹胀，纳呆，每日进食量仅150克左右，大便3～4日一行，量少不干，时有浮肿，常感头晕，口中酸苦，素喜热饮，嗜好甜食。

检查：慢性病容，腹稍膨胀，剑突下有压痛，未触及包块。眼睑及胫骨前侧有轻度浮肿，苔周边白中淡黄腻不燥，脉沉弦缓。

诊断：胃溃疡病

辨证：浊阴犯胃　胃失和降

治法：温中化浊　和胃降逆

处方：制附片 6 克（先煎 30 分钟） 川花椒 1.8 克 细辛 1.2 克 肉桂 3 克 干姜片 6 克 黄柏 4.5 克 川黄连 1.8 克 党参 4.5 克 当归 4.5 克 大乌梅 3 枚

结果：上方每日 1 剂水煎分 2 次服。服完 10 剂，胃痛大减，每日大便 1 次成形，不再呕吐，食欲增进，食量加大到每日 250 克，浮肿消退。再服 7 剂胃脘疼痛完全消失。

3 个半月后，因感冒，胃痛复作，再服原方并加保和丸每次 3 克，午晚饭后即服，以增进消化吸收功能。服药 12 剂后胃痛又止，再巩固服 7 剂，症状全部消失，只是偶感脘部不适，但不觉疼胀，食纳及大便正常。

按语：本例胃脘疼痛，呕吐泛酸，腹胀纳呆，头晕浮肿，均为浊阴犯胃，胃失和降的表现，但苔边白中淡黄腻，脉又沉，脾运不健，故为虚实夹杂，寒热错综之证，临床属难治病证。先师巧投仲景为厥阴吐蛔的乌梅丸全方，攻补兼施，寒热并用，实属独特，扩大了经方的适应范围。我们在临证中治疗溃疡病只要面白不红，苔黄不燥，脉沉不数，学习先师经验，用乌梅丸全方，亦是屡投屡验。

神经性呕吐

应泻肝降逆 和胃止呕

神经性呕吐属中医"呕吐""反胃"范畴。一般认为由外感、食滞、痰饮、肝郁、胃热、虚寒等因所致。

先师认为呕吐反胃病证，就其临床表现有虚实之不同，究其病因亦有寒热之区别。虚者或系胃阴耗伤或因土弱火衰，以致食入不化而反出；实者或因气郁化火，或由积滞内停，造成胃失通降而上逆作吐。分清虚实寒热临证方能用方遣药。

蒙古外宾　女性　43 岁

因胃痛呕吐 4 年，于 1959 年 2 月 25 日住入北京友谊医院。1959 年 3 月 15 日请先师会诊。

患者自 1955 年开始出现胃脘部隐痛，每在饮食或进餐油腻食品后发作，1956 年检查胃液分析，胃酸度减低，当时诊断为"慢性胃炎"，曾用各种西药治疗无效。1958 年后胃脘痛加剧，食后呕吐，曾到苏联温泉治疗 45 天当时有效，但数月后病情又加剧，嗣后几乎每餐后必吐，呕吐物均为所进之食物，多次上消化道钡餐造影仅见十二指肠轻度郁滞，余无异常可见，当时又伴有妊娠，于 1959 年 2 月 3 日行人工流产以终止妊娠。人流术后胃脘胀痛渐减，但呕吐如故。因此于 2 月 25 日来中国友谊医院住院治疗，当时大便秘结，情绪激动，时哭时笑，因畏惧呕吐而不敢进食。经使用西医各种镇静解痉药物治疗均无效果。之后逐渐加重，发展到每半小时呕吐 1 次，于 3 月 15 日邀请先师会诊。

检查：发育营养尚佳，全身无明显阳性体征，血尿便常规化验均正常。胃液分析，游离酸为零，上消化道钡餐造影无异常，胆汁引流较混浊，但检查正常，舌上无苔，两关脉沉弦。

诊断：神经性呕吐

辨证：肝胃失和　气郁化火

治法：泻肝降逆　和胃止呕

处方：朝鲜参 9 克（另煎兑服）　干姜片 9 克　条黄芩 6 克　川黄连 2.4 克　胎盘粉 3 克（吞服）

针刺平补平泻足三里、中脘、期门

结果：上方每日 1 剂水煎分 2 次服，针刺隔日 1 次。上方服 4 剂后，呕吐未减改服下方：

西洋参 6 克（另煎兑服）　寸冬 12 克　白芍 12 克　条黄芩 6 克　银柴胡 3 克　木香 2.4 克　蒲公英 12 克　茯苓 12 克　吴萸子 3 克　川黄连 2.1 克　炒麦芽 6 克　炒鸡内金 6 克　橘络 3 克　甘草 1.2 克

每日 1 剂，水煎分 2 次服，服 2 剂后，呕吐次数及呕吐量均减少。上方加银柴胡 3 克，干姜片 3 克，一剂服 2 日，4 天后每日呕吐量减少为 250 毫升，再服 8 天后呕吐停止，心情愉快，纳谷渐增，微感头痛及左上肢酸痛，脉弦也减，加针印堂及左侧肩髃，曲池，5 次后头痛及左上肢酸痛消失。上述针药并用共治疗 26 天，肝胃得和，胃气得降，诸症消失。嘱继续服胎盘粉，每日 3 克，共服百日。半年后呕吐未再发作，情况良好而回国。

按语：本例呕吐频作，日渐加重，大便干，性情躁，舌无苔，脉沉弦，均为肝郁化火，胃失和降之证，故治重泻肝降逆，投连理汤，左金丸化裁辛开苦降，清肝和胃，降逆止呕，并佐养阴益胃之品。综观全方，其特色在于以蒲公英、银柴胡、黄芩清肝，麦芽、鸡内金、木香和胃，干姜、吴茱萸、川黄连辛开苦降，寸冬、白芍养阴，西洋参、胎盘养胃。特别用橘络来顺气通络，如"本草纲目拾遗"所云"通经络滞气脉胀"气行血行，利于降胃气。

先师认为反胃，必须配合针刺，针足三里、中脘调胃理气，刺期门平肝降逆，方能提高药效。且以少量胎盘粉缓补胃气，巩固疗效。

慢性肠炎

清热利湿为主　佐以健脾养胃

慢性肠炎指排便次数增多，粪便稀薄，甚至泻出如水样而言。属中医"泄泻""久泄"范畴，大便溏薄而势缓者为泄，大便清稀如水而直下者为泻。《景岳全书》云："泄泻之本，无不由于脾胃"。一般中医将"久泄"辨为感受外邪，食滞肠胃，肝气乘脾，脾胃虚弱和肾阳虚衰5类，但临床常虚实夹杂，寒热错综。特别是脾虚与湿热兼杂，治疗就更显棘手。先师处理此类难治症，主张补虚不可纯用甘温，以防生湿，祛湿不能一味香燥，以免伤脾。宜寒热并用，清中寓补，抓住清利湿热，佐以健脾养胃，方为至治。

许某　19岁　病例号：27889

因腹泻半年，于1959年5月27日来院诊治。

患者半年前发热腹泻，服药后热虽退，但腹泻不止，每日3~4次，伴有腹痛腹胀，但无红白黏液。曾经多种抗菌素和维生素治疗均无显效。多次大便培养均为阴性。近1个月来服附子理中丸，开始稀便能止，但不巩固，随后大便仍稀，且腹痛绵绵，有时延及脐周且腹胀肠鸣，口渴多饮，纳眠尚可。

检查：心肺正常，腹平软，脐周轻度压痛，苔薄淡黄，脉沉滑（右反关）

诊断：慢性肠炎

辨证：脾胃虚弱　湿热未净

治法：清热利湿　健脾养胃

处方：苍术 12 克　川黄连 3 克　黄芩 6 克　蒲公英 18 克　潞党参 15 克　干姜片 12 克

平补平泻足三里，留针 30 分钟，刺中脘灸神阙

结果：上方每日 1 剂水煎分 2 次服，针灸隔日 1 次。治疗 8 天后，脘腹胀痛大减，大便转为溏薄。继续治疗半月后，上腹部仅偶感轻微胀痛。但治疗过程中又突发肠鸣水泻，每日 3~4 次，伴有不消化食物之残渣，溲黄，口渴多饮，苔淡黄，舌尖红，脉滑。再以原方出入，佐以补肾消食之品，处方如下：

潞党参 15 克　干姜片 12 克　黄芩 6 克　川黄连 3 克　苍术 12 克　蒲公英 18 克　杜仲 12 克　菟丝子 6 克　山楂 6 克　茯苓 12 克　鸦胆子 30 粒吞服

上方每日 1 剂水煎分 2 次服，服 4 剂后，大便转成糊状，1 日 2 次，未见食物残渣，肠鸣脘腹胀痛均减轻。再以健脾补肾涩肠止泻为法续进，处方如下：

潞党参 15 克　白术 12 克　茯苓 15 克　杜仲 12 克　广陈皮 6 克　法半夏 12 克　炙粟壳 9 克　甘草 3 克

上方每日 1 剂水煎分 2 次服，共服 4 剂后，大便已正常，腹痛止，腹胀消。继服砂香六君子丸 120 克，善后共 5 周，一切恢复正常。

按语：本例初期外感表邪而发热腹泻，治疗后表邪虽解而热退，但肠中湿热未清，故脘腹胀痛，泄泻不止。前医误认为系脾胃虚寒所致，投以附子理中丸，留连未尽之湿热得附片之刚燥以致腹痛绵绵不止，时有加剧而腹胀肠鸣腹泻反增，此乃误治。先师抓住湿热与脾虚交错之难点，尊古训，守《伤寒论》干姜黄芩黄连党参汤原方之意，以清利湿

热立法，佐健脾养胃。其中苍术燥湿健脾，茯苓渗湿健脾。针对湿邪一燥一渗，即祛邪，又健脾，全方清中寓补，燥湿不过。

先师在本例组方中还有四处独到：一是巧用蒲公英，其性甘苦寒，入肝胃两经，即可清热利湿又能养胃和胃；二是吞服鸦胆子，其性苦寒，入肝、大肠两经，功专清肠化湿；三是佐以健脾补肾的杜仲、菟丝子、茯苓之类。菟丝子为补肝肾要药，益阴而能固阳且健脾止泻，茯苓健脾渗湿，脾运得健，湿邪渗出。杜仲亦善补肝肾，先师见脾虚诸症，除重用健脾之品外，常配生杜仲一味，既有益火生土之意，增强健运之力，又因杜仲性温而不燥，不伤真阴，更不恋湿邪。此佐一则利于恢复脾虚失健，二则利于清化肠中留连未尽之湿热，实为胆识之举；四是针药并施。胃肠消化道病，先师主张针药并施以增药力，一般均是针双侧足三里，留针30分钟，起针后刺中脘，有木旺者刺期门，脾虚者灸神阙。

伪膜性肠炎

当救阴止血　清热解毒

伪膜性肠炎属危急重症。由于乱用大量广谱抗菌素，杀灭肠道内的细菌，而耐药的金黄色溶血性葡萄球菌得以大量繁殖，释放出毒素所致，发病急骤并迅速导致肠道及全身的中毒反应，死亡率极高。伪膜性肠炎属中医"暴泻"范畴，为难治危证。

王某　男性　23岁　钢铁工人

因烫伤2月住北京某医院后，突然发生大便下鲜血及肠黏膜，于1960年5月7日请先师会诊。

患者在1960年3月2日因工作不慎，掉进钢水冷却池中烫伤，当时仅有双手及头面部露出池面，因此烫伤面积达81.5%，其中Ⅲ度61%，Ⅱ度14%，Ⅰ度65%，重度休克，烫伤后6小时急诊入该院。经抗休克，纠正酸中毒及交替应用青霉素、链霉素、四环素、合霉素、氯霉素等60天后病情稳定，逐渐好转，后经12次植皮术，创面已大部封闭。

5月1日起突然腹泻，初为稀水样，大便培养无细菌生长。继而大便中出现脱落之肠黏膜及大量鲜血，1日数十次，每次多则300毫升余，少时也有百余毫升，随即出现重度休克，体温38℃以上，脉搏微弱，血压测量不到，面色苍白。虽经大量输血及输血浆，补充液体，纠正电解质紊乱，并应用新霉素，红霉素等抗菌素均未能控制病情发展，后经中药治疗亦无效应，曾请各大医院专家会诊，一致认为属严重烫伤合并伪膜性肠炎，西医药方法用尽也无法挽救，建议再请中医设法救治。故于5月7日夜11时请先师急会诊。

检查：神志模糊，躁扰不宁，口中谵语，面色苍白，形体消瘦，全身有烫伤及脱水见证，唇干口燥，舌面焦而无泽，苔边黄中黑厚且燥烈，脉极微弱无力。

诊断：伪膜性肠炎

辨证：火毒炽盛　津液耗竭　元气将脱　阴阳离决

治法：滋阴止血　清热解毒

处方：西洋参18克（另煎频服）　生地黄24克　元参18克　寸冬18克　荆芥炭6克　地榆炭6克　炒栀子6克

银花 12 克　茯苓 12 克　橘络 6 克　生甘草 6 克　三七粉 2.4 克（吞服）

结果：上方水煎，当夜即由汤匙每隔 1~2 小时灌入药汁 1 次，并以西洋参汁频频滴入，三七粉每隔 3 小时灌入 0.6 克，停用抗菌素，但仍配合输血及输液。第 2 天，大便次数减为 12 次，但仍有大量的肠黏膜及鲜血，且有呕血。患者躁扰不安，药物难以灌入，病情仍处危急之中，故加用人工冬眠，使之安静，服从治疗，再进原方 1 剂。第 3 天大便减为 5 次，脱落直肠黏膜及鲜血已完全消失，体温逐渐下降，神志转清，已知饥饿，面色好转，渴思冷饮，口服大量西瓜汁及冰淇淋。苔黄舌心有黄色泡点，舌质仍燥而乏津，脉象虽较前好转但仍细数无力。热毒虽有减退之趋势但仍炽烈，再投生津解毒健脾之品，处方如下：

西洋参 12 克（另煎兑服）　生地黄 30 克　川贝母 6 克 白芍 12 克　炒栀子 9 克　蒲公英 12 克　银花 15 克　荆芥炭 4.5 克　地榆炭 6 克　炒麦芽 6 克　茯苓 15 克　冬瓜皮子各 12 克　三七粉 0.6 克

上方每日 1 剂水煎分 2 次服，三七粉每次口服 0.6 克。共服 6 剂，大便完全正常，一般情况明显好转，已经脱险，加强饮食调养后，再度植皮。

按语：本例因大量失水失血，使阴液极度亏损，亡阴及阳，危象骤见，而且被高温沸水烫伤，故兼火毒炽烈，内陷心包而致昏迷谵语，躁扰不安，腹泻便血，舌面焦而无津，苔边黄中黑厚腻燥裂，脉已微弱无力，如不救阴生津则生命危在旦夕。先师重用生地黄 30 克之量，以滋阴生津且清热凉血，再以西洋参清润补气，由气生津，巧配川贝母之润肺，白芍之敛阴，达到气阴双救之目的。清热解毒则投蒲公英，炒栀子和金银花。

先师在组方中还有三个奇招：一是用荆芥炭、地榆炭、三七粉凉血止血而疗便血。荆芥炭治便血尤为奇特。《本草求真》云："荆芥入于肝经风木之脏，则肝即属于藏血之地，故能通利血脉，治吐衄肠风崩痢，产后血晕、疮疡痛肿，血热等证，靡不借其轻扬以为宣泄之具"。便血量大时用6克，减量后用4.5克。地榆既能凉血止血，又能收敛泻火。《本草求真》称之"热不除则血不止，其热既清则血自安。其性主收敛，既能清降，又能收涩，则清不虑其泄，涩亦不虑其成滞，实为解热止血药也"。故最适合于烫伤便血。三七粉为止血要药，《本草求真》云："世人仅知功能止血住痛，殊不知痛因血瘀则痛作，血因敷散则血止，三七气味苦温，能于血分化其血瘀"。三七的止血散瘀功能，既止血又不成瘀，故先师喜用，治疗各种血证，每以其粉吞服。

二是以橘络、冬瓜皮子行气通络利水，使炽烈之热毒，从尿排出而又不伤阴。

三是投麦芽、茯苓开胃健脾，保护中焦的纳运之作。

由于全方配伍得当，切中病机，仅治8天，腹泻便血及肠黏膜完全停止，大便成形。神志转清，休克解除而奏奇效。

肠 痉 挛

立法理气散寒　清热宁心

肠痉挛常导致腹痛阵作，其苦难忍，中医属"腹痛"范畴。一般认为实者"不通则痛"，由气滞、血瘀、寒凝、虫积，食阻引发。虚者"不荣则痛"，由气虚、血亏造成。临诊时单纯者易治，夹杂者难疗。

沈某 46岁

因发作性腹部剧痛27年，于1959年7月住入北京某医院，该院于8月5日邀先师会诊。

患者回忆，自1932年以来，每年均有数次腹痛阵作，初因症状不重而未加注意。自1958年以来发作频繁甚至隔1～2天即发作1次，每因用脑过度或烦急为发作诱因，疼痛常以心窝部及左下腹为著，甚则满腹剧痛，多为持续痉挛性绞痛而且日渐增重，最后常需使用麻醉剂方可止痛，腹部喜温热及按压，食纳不佳，夜寐不安，小便短黄，大便尚调。曾在国内各大医院及去苏联治疗，均未根治。

检查：腹软未触及肿物或包块。肠鸣音亢进。胃肠钡餐造影显示有肠痉挛，肝功及其他各项化验检查均属正常。苔白而燥，脉象沉弦，尤以肝脉为著。

诊断：肠痉挛

辨证：寒凝气滞　蕴热扰心

治法：理气散寒　清热宁心

处方：竹柴胡6克　吴茱萸4.5克　茯苓12克　厚朴6克　花椒2.4克　肉桂3克　金铃子12克　小茴香3克　川黄连1.8克　白芍12克　泽泻4.5克　黄柏6克　甘草3克

结果：上方每日1剂水煎分2次服。共服2剂后腹部剧痛即止，偶有肠鸣，足心热胀麻木，夜寐仍差，舌脉无变化。嘱上午服原方，下午服清热宁心方，处方如下：

银柴胡6克　知母9克　寸冬12克　蒲公英18克　茯苓15克　炒枣仁12克　夜交藤30克　远志6克　橘络9克

炒麦芽 9 克　冬瓜皮子各 12 克

　　针双侧三阴交，留针 30 分钟再点刺中脘、右期门、神门

　　上方每日 1 剂水煎分两个下午服，针刺隔日 1 次。针药并治 20 天后，病情大有好转，仅偶感腹部不适，两足心热胀麻木均见减轻，苔薄白不燥，脉弦渐平。停止针刺，仍按前法，上下午交替服汤药 2 个月后，诸症悉除。为善其后以调肝补肾，安神健脾立法配服药膏剂，处方如下：

　　熟地 300 克　杜仲 180 克　桑寄生 150 克　何首乌 180 克　炒枣仁 180 克　泽泻 60 克　牛膝 120 克　茯苓 180 克　青皮 60 克　苡米 240 克　麦冬 150 克　蒲公英 180 克　竹柴胡 30 克　炒鸡内金 60 克

　　上方浓煎，以白蜜 125 克收膏，每次半汤匙冲服，1 日 2 次。半年后追踪随访，情况良好，腹痛未再复发，坚持正常工作。

　　按语：本例腹部剧痛已逾 27 年，属难治病。其发作与用脑过度和恼怒等因素有关，再观苔白燥脉沉弦，属气滞无疑。其痛喜温恶冷，定有寒凝。痛时喜按，食纳不佳，脉象见沉。又兼健运无力，然足心热胀麻木，小便短黄，夜寐不安，苔燥无津，必有蕴热而且扰心。此等虚实夹杂，寒热错综之证，治疗非常棘手。先师认定实多虚少，寒重热轻之病机，立法理气为主，寒热兼顾，而且采用上午服理气散寒方，下午服清热宁心方，颇具特色。

　　理气用竹柴胡。竹柴胡又名竹叶柴胡，为带根的全草。功专理气止痛，优于南北柴胡，配金铃子、厚朴行气而通，通则不痛。散寒用花椒。花椒最佳者产于四川，故又名川椒、蜀椒，乃温中散寒止痛之良药，尤治胸腹冷痛。《本草

纲目》谓："散寒除湿，解郁结，消宿食，通三焦，温脾胃"。配吴茱萸，小茴香，肉桂助其温中之力，散寒凝而疗腹痛。清热用蒲公英。其性寒而清热毒，其味苦而和胃气，是一味既清热又解毒，既散结又养胃的妙药，为先师所喜用。于组方中再配银柴胡，"退热而不苦泄，理阴而不升腾"；知母之"止虚劳之热，滋化源之阴"；寸冬之"润燥滋阴，清金降火"，加之冬瓜皮子的渗热于外，其清热之功相当全面。宁心用炒枣仁。其入心肝两经，可以宁心又能养肝，是治疗"心烦不得眠"的要药。《本草图解》云："酸枣仁味酸性收，故其主治多在肝胆二经。肝虚则阴伤而烦心不卧；肝藏魂，卧则魂归于肝，肝不能藏魂，故目不得瞑。枣仁酸味归肝，肝受养，故熟寐也"。再配远志、茯苓、夜交藤则宁心之力大增而安神除烦。

三阴交系肝、脾、肾三阴经之交，针刺留针，通调肝、脾、肾经气利于寒散，气行热除，点刺中脘健运，右期门疏肝、神门宁心以增药力，这也是先师治疗疑难病的善用方法。

如此久达27年的痼疾，经针药并治20余日而缓，但因虑及久病气血已伤，为巩固疗效及病后调理改用药膏剂善后，立法从肝脾肾着眼。调肝用竹柴胡、蒲公英、青皮等，健脾用茯苓、苡米、炒鸡内金，补肾用熟地、杜仲、首乌、牛膝等，再佐宁心的炒枣仁，以白蜜收膏，坚持每日调服。半年后追踪，痼疾终于根治。

结 肠 炎

结肠炎又称慢性非特异性结肠炎，分过敏性和溃疡性两种。起病缓慢，初起大便带血或腹泻可多达 10 余次，伴有腹疼，嗣后大便不成形，内含脓血和黏液，或仅排脓血或黏液无粪便，反复发作，病程迁延。

结肠炎属中医"泄泻"范畴。多因湿热内盛，下注大肠或肝气郁结，横逆犯脾，或劳倦内伤，脾胃虚弱，或久病及肾，肾阳虚衰。一般均从湿胜或脾虚论治。

先师善治慢性结肠炎。对于脾虚湿胜错杂者，宗《伤寒论》古方，既温养脾胃，又清利湿热。对纯虚无湿者则专以益火生土。临诊时必须细辨虚实寒热，注意错杂兼夹，既遵古训又不泥古，贵在灵活变化以收奇效。足见先师学识之博、辨治之活。

虚实夹杂　温养脾胃　清利湿热并举

胡某　47 岁　病历号：1884

因腹痛泄泻反复发作一年余，于 1962 年 10 月 24 日来院诊治。

患者自 1961 年 7 月食物中毒后患急性肠胃炎，由于治疗不彻底，以后大便经常泄泻，天气变化，精神紧张，饮食不节均可诱发。每月发病 3~5 次，每次持续 3~5 天而能自止。病发时每日大便 3~5 次，便前脐周作痛，粪中伴有不消化食物，兼有黏液或血脓，曾 2 次住院治疗，久服中西药始终无显效。近月来经常脐周作痛，腹胀肠鸣，大便泄泻，肛门下坠，时有黏血，纳谷一般，精神尚可，口干喜热饮。

检查：腹软，肝脾未触及，脐周有明显压痛，肠鸣音亢进。大便常规及培养检查均正常。肠镜见肠黏膜粗糙，轻度水肿，有少量出血点。苔黄，脉弱细。

诊断：慢性结肠炎

辨证：脾胃损伤　湿热蕴肠

治法：温养脾胃　清利湿热

处方：潞党参15克　干姜片9克　黄芩6克　川黄连2.1克　保和丸3克

结果：上方每日1剂水煎分2次服。保和丸每次3克，午晚饭后即服。6天后大便减为每日次，较前略干，食纳仍差，时有脘痛泛酸，加重健脾和胃之力，减少清利湿热之品，处方如下：

潞党参9克　茯苓9克　扁豆衣9克　广陈皮4.5克　杜仲6克　砂仁3克　法夏9克　蒲公英12克　炒麦芽6克　炒鸡内金4.5克　甘草2.4克

上方每日1剂，水煎分2次服，共进2个月。前1个月情况良好，脘痛、腹胀、泛酸均消失，大便正常，仅偶于进食生冷后出现肠鸣，腹痛，腹泻。适逢春节，因食油腻过多，便次略增，继服1个月后病情又趋稳定。目前偶感大便不爽，偶尔每日3~4次，但大便不稀，腹痛轻微，守法续进，处方如下：

潞党参9克　扁豆衣9克　茯苓9克　广陈皮6克　杜仲6克　破故纸9克　桑寄生9克　炒麦芽6克　大枣3枚　甘草3克　冬瓜皮子各6克

上方水煎隔日1剂，约服2个月后食欲增加，腹痛消除，大便每日1次成形，未见不消化食物残渣和黏血，精神转佳，脉力增强。

按语：本例因食物中毒而脾胃受损，加之延误失治，以致脾胃虚弱，再则湿热蕴结大肠，故时有肠鸣腹泻，肛门下坠，形成寒热错综，虚实夹杂之证，甚为难治。先师守《伤寒论》古方，以党参益气健脾，干姜温中祛寒，芩连清利湿热，再佐保和丸消导和胃，形成温中有清，攻补兼施的组方，服后湿热渐清，遂以健脾和胃为主，投六君子汤化裁用扁豆衣代替白术，恐白术之燥湿太温，影响湿热之清，扁豆衣既有扁豆的和中化湿，健脾止泻之力，又无壅滞之弊，甚为适合。加杜仲益火生土，助六君健运之力，加麦芽、鸡内金和胃，此乃先师健脾时从肾引脾，从胃及脾的常用方略。再稍佐蒲公英，以清残剩之湿热。由于药中病机，加之奏效后再以隔日1剂来善后，终使一年余的腹泻证息病除。

应当特别提出，先师见脾虚泄泻，常用《济生方》的二神丸，即补骨脂的补肾，肉豆蔻的补脾。本例中也采用了二神丸的方意，仅是以扁豆衣代替肉豆蔻，其因是本例兼有湿热蕴肠，补骨脂本身大温，如再配肉豆蔻之温，唯恐影响湿热。扁豆衣同肉豆蔻相仿也是健脾止泻的良药，然其温性大减，仅微温而已，加之冬瓜皮子寒性渗湿的相配，实为万无一失。既达到温肾补脾而止泻的目的又不致留恋湿热之邪，反而渗泄而出，足见先师组方之妙矣。

纯虚无湿者专以益火生土

江某　46岁　病历号：87658

头晕失眠15年，腹泻阳痿4年余，于1965年1月8日来院诊治。

患者自 1950 年开始即经常头晕失眠。1957 年起常感轻微腰痛，但经休息后即可缓解。到 1961 年后，腰痛明显加重，伴有便溏阳痿。近 1 年来大便溏薄尤甚，次数明显增多，腹部凉感，脐下阵痛，常感心慌气短，体力日衰，甚至昏倒 1 次。先后在数家医院多次全面检查，诊为"过敏性结肠炎"，虽经中西药多方治疗亦无效果。

检查：身高体瘦，面色㿠白。腹部平软，肝脾未触及，无压痛，苔薄白，脉沉细稍弦，双尺脉弱。

诊断：过敏性结肠炎

辨证：肾虚土衰

治法：先培脾土　再温肾阳

处方：潞党参 15 克　苍术 12 克　茯苓 9 克　法半夏 9 克 陈皮 6 克　杜仲 6 克　续断 6 克　甘草 3 克

结果：上方每日 1 剂水煎分 2 次服。连服 20 剂，便溏薄已好转，但仍不成形，每日 1~2 次，睡眠也有好转，腰痛略轻，阳痿依旧。仍宗原方加桑寄生 18 克、补骨脂 6 克、肉桂粉 0.9 克分冲，改为隔日一剂。2 个月后大便已恢复正常，腰痛已大减，性功能亦有所改善，睡眠转佳，改为丸剂缓图，处方如下：

潞党参 45 克　茯苓 30 克　山药 45 克　广陈皮 20 克 熟地黄 60 克　杜仲 30 克　补骨脂 30 克　金樱子 30 克　巴戟天 30 克　续断 30 克　泽泻 24 克　何首乌 30 克　肉苁蓉 20 克

上药共研细末，炼蜜为丸，每丸重 9 克，每日服 2 丸并每周针刺 1 次，补足三里、气海留针 30 分钟。6 周后大便正常，睡眠良好，性功能明显恢复，仅有轻微腰痛，半年来体重增加 10 公斤。

按语：本例久泄 4 年余，面白腹凉，心慌气短，脉象沉细乃脾土中虚，运化无力；腰痛阳痿，双尺脉弱系肾阳不振，命门火衰，纯属肾虚土衰之证。先师法先培土健脾，以六君子汤原方，再佐杜仲、续断之温肾，以便益火生土，脾胃气复，健运恢复而腹泻好转，又不失时机地转入温补肾阳，除仍以党参、云苓、山药、陈皮健脾外，重用熟地，补骨脂、肉苁蓉、金樱子、巴戟天等补肾之品，重于益火以培脾土，且制成丸药缓图，再配针刺气海，足三里以健脾止泻，使久泄霍然而愈。

久泄始必伤阴，故温肾不用燥性的附子之类而投滋润的补骨脂、杜仲、续断、巴戟天等品。此处用肉苁蓉主要针对阳痿一症，但肉苁蓉体润通便，对久泄不利，故用量较小，且配金樱子涩敛固肠防其滑润，此乃先师组方之严谨矣。

婴儿消化不良

清热利湿立法　佐以健脾开胃

婴儿消化不良常以腹泻为主要症状。是婴幼儿的多发病，好发于夏秋之季，常因乳食不节，饮食不洁或感受时邪所致，多见于大肠杆菌性肠炎。如治疗不及时迁延日久可影响婴儿的生长发育，严重者还可引起脱水和酸中毒。

婴儿消化不良属中医"婴幼儿泄泻"范畴，常以风寒，湿热，脾虚，阳虚辨治。先师认为婴幼儿泄泻以湿热为患故常常伴见湿疹，其治当以清热利湿立法，但婴幼儿脾胃娇嫩如不佐以健脾开胃之品，则难以运化湿热之邪。然选药不能过分香燥，以防燥能助热，也不可一味甘腻大补，以免滋而恋湿。组方遣药之妙全在切中又要适度。

李某　女婴　2个月　病历号：01773

因腹泻1月余，于1962年9月14日来院诊治。

患儿出生后5天在阴雨天洗澡，理发后开始腹泻，一天10次左右，为稀水样便，夹有泡沫及黏液，日渐精神不振且颜面及周身皮肤出现散在红色小丘疹多处，抓破流水。

检查：发育营养尚好，体重4.5公斤，颜面及背部均见散在小丘疹，有白色脱屑，皮肤干燥，弹力尚好，咽部轻度充血，苔白指纹淡紫。

诊断：婴儿消化不良

辨证：湿热内蕴　下注大肠

治法：清热利湿　健脾开胃

处方：莸术6克　茯苓6克　炒鸡内金3克　黄柏3克　泽泻3克　防风2.4克　蝉衣2.4克　地肤子3克　苍耳子3克（炒）

结果：水煎，2剂分3天服。服药2剂后，精神好转，皮疹减轻，但大便仍稀，每日4~5次，守法易药续进，处方如下：

潞党参3克　干姜片4.5克　黄芩3克　川黄连1.2克　防风1.5克　泽泻3克

上方每日1剂水煎分2次服，并以地肤子9克、苍耳子9克煎汤熏洗湿疹处。服药2剂后，湿疹瘙痒大减，大便减为每日1次无黏液，但仍有泡沫。原方再进4剂，大便复常，湿疹消退。

按语：本例因感外邪发病，稀水样便伴泡沫及黏液加之周身湿疹瘙痒流水，均属湿热内蕴的表现，外浸皮肤发为湿疹，下注大肠造成水泄。先师以清热利湿立法，用黄柏、黄芩、黄连、泽泻之类并佐健脾开胃之党参、苁术、干姜、鸡内金等品以助中土运化湿热之邪，再配防风、蝉衣解表，全方切中病机，疗效显著。用苍耳子，地肤子内服外洗，系先师祛风止痒治疗湿疹的独特用药。

慢性肝炎

巧投养阴清热法

慢性肝炎由病毒引起，肝脏实质细胞变性、坏死和炎症反应，临床表现胁痛腹胀，神疲乏力，纳差厌油。属中医"胁痛""黄疸"范畴，一般均责之于肝胆湿热。

先师主张中医治胁痛，不可单一着眼于湿热或郁滞，叶天士说过："杂证胁痛，尽属厥阴肝经，以肝脉布于胁肋，其症有虚实寒热不可概论"。特别是慢性肝炎，病程迁延，绵缠反复，大多已伤肝肾之阴而且横逆脾土，故常常表现为阴虚血热，肝郁脾虚之象，不能一味清利湿热而益伤其阴，加重病情。临证应处处虑及中医辨证论治和整体综合之优势。

林某　36岁　病例号：31131

因右上腹疼痛，疲乏无力约1年，于1960年6月13日来院诊治。

患者自1959年以来常感疲劳，继而右上腹作疼，劳累后加重，疼痛常延及右腰及后背，每到午后腹胀矢气，食欲不振，消化欠佳，但无恶心呕吐。午后烦躁，手心发热，夜寐较差，入睡困难，口干欲饮，小便黄少，腑行正常偶不成形。在北京各大医院诊治，一致认为"慢性肝炎"，查肝功能时好时差。曾服西药保肝药和200余剂中药，疗效均不显著。

检查：面色萎黄，但巩膜及皮肤均无黄染，精神较差，腹软，肝在肋下1横指，质稍硬有压痛，右腰部轻度叩击痛，苔黄白燥较腻，舌质稍红，脉沉细。

诊断：慢性肝炎

辨证：阴虚血热　肝郁脾虚

治法：养阴清热　调肝健脾

处方：银柴胡3克　白薇6克　生地黄21克　白芍12克　蒲公英12克　天门冬12克　橘络3克　潞党参12克　炒麦芽6克　炒鸡内金6克　青皮6克　保和丸3克

针双侧足三里，平补平泻，留针30分钟，点刺右期门，中脘。两胁下及右腰部叩打梅花针。

结果：上方每日1剂水煎分2次服，保和丸每次3克，午晚饭后即服，针刺隔日1次。针药并治10天后，手心发热消失，烦躁腹胀减轻。尿黄色变浅，精神好转，入睡困难缓解，但胁痛如旧，无明显减轻，苔转成淡黄而薄，脉沉细而弦，虚热渐清但肝郁未疏，加重调肝理气之力续进，处方如下：

银柴胡3克　蒲公英12克　青皮6克　白芍12克　黄芩9克　吴茱萸6克　车前子6克（包）香附米9克　炒麦芽12克　枳壳4.5克

上方每日1剂水煎分2次服，保和丸仍照前法进服，停针刺。服药7剂后胁痛开始减轻，腹胀矢气均缓，已知饥饿，仍有右腰后背疼痛。再进7剂，肝区疼痛，已不明显，仅偶有隐痛，胃纳增加。再以前方加潞党参12克、川芎9克、白术9克、夏枯草9克、炒鸡内金9克续服12剂后，胁疼腹胀矢气均消失，右腰部亦无叩击痛，苔薄淡黄，脉沉但有力，复查肝功能已正常，为巩固疗效，上方隔日1次再服1个月。

按语：本例胁痛腹胀，纳差神疲，脉象沉细，舌苔稍腻，均为肝郁脾虚之故。然手心发热，午后烦躁，口干欲饮，入睡困难，舌质稍红乃阴虚血热之因，先师抓住阴虚肝郁两个错杂的病机，先养其阴后调其肝，养阴时佐和胃，调肝时配清热，最后加重健脾和胃之力而收功。立法严谨，用意奇特而疗效卓然。养肝阴先师重用生地黄，再加天门冬和白芍。阴虚者必有内热，故养阴时毋忘清热，清热投银柴胡、白薇和蒲公英均属特殊用药。稍佐青皮、橘络调肝，加一味党参健脾，以保和丸、麦芽、鸡内金和胃，全方突出养阴清热又顾及调肝健脾，有重点又全面，可见构思之奇。药后虚热渐清，及时加重调肝理气之力，投香附、枳壳并配吴茱萸、黄芩的辛开苦降，丝丝入扣、疗效明显，最后以健脾和胃收功。先师辨证治愈慢性肝炎，确有新意。

亚急性肝坏死

用温补脾肾　化气利湿之品

亚急性肝坏死系重症肝炎，属危重症，以严重黄疸，胸腹胀满，尿少水肿等为主要表现。属中医"瘟黄""急黄"范畴。一般均责之于湿热毒邪而清热利湿解毒为治。

先师认为亚急性肝坏死除湿热毒邪外也有脾肾阳虚，湿从寒化的证类，不可拘泥，以免延误治疗。对于此种证类应按"阴黄"论治，投温阳利水药，方可退黄消肿。

赵某 55岁

患者因食道癌于1959年5月在北京某医院行手术切除，并做食道吻合术。术后恢复良好而后出院调养。但当年12月底出现食欲不振，恶心欲吐，皮肤变黄，并逐渐加重而再度住入该院。入院时全身皮肤，巩膜均有明显黄染，肝在肋下3横指，明显触痛，大便呈灰白色，尿三胆阳性，血清直接胆红素10.6mg/dl，总量15mg/dl，血清白蛋白3.3g/dl，球蛋白2.5g/dl，白细胞2750/mm，中性71%，淋巴21%，血清胆红素总量最高曾达34.7mg/dl，入院后经会诊，初步诊断为"亚急性肝细胞坏死"，按一般传染性肝炎处理，于1960年2月10日黄疸开始消退，2月19日复查血清胆红素总量已降至7.8mg/dl，但出现腹水，经中西医治疗腹水不退，日益增加，于1960年3月5日邀请先师会诊。

当时患者食欲及消化极差，脘部有阻塞感兼心悸气短，口苦不思饮，大便日2~3次，完谷不化，量少夹有黏液。

检查：重度慢性病容，极度消瘦，精神萎靡，面色及全身皮肤晦暗，巩膜深黄，腹大如鼓，腹围79.2厘米，下肢明显凹陷性水肿，体重42.5公斤，苔薄白，脉虚大无力。

诊断：亚急性肝坏死

辨证：脾肾阳虚 寒湿中阻

治法：温补脾肾 化气利湿

处方：制附片6克（先煎30分钟） 肉桂2.4克 熟地黄12克 怀山药9克 桂枝2.4克 山萸肉3克 牛膝6克丹皮3克 茯苓皮12克 老姜皮2.4克 泽泻4.5克 车

前子4.5克（包）　竹柴胡3克　大腹皮3克　冬瓜皮子各9克

　　结果：上方每日1剂水煎分2次服，嘱饮食禁盐。4天后尿量由药前每日100毫升左右骤增至1000毫升，腹水及浮肿渐退。再进4剂，腹水显著减退，腹围缩小至70.5厘米，顿觉全身轻快，转侧较前自如，胃脘痞满亦减，纳谷稍增。乃守原方，去桂枝、老姜皮并加服益气养血，健脾强胃的药粉，处方如下：

　　胎盘粉18克　广陈皮6克　白术18克　炒鸡内金8克共研细末和匀，每日2次，每次1.5克吞服。

　　3月25日复查（药后20天）腹围回缩到58.5厘米，肝大肋下1横指质较软，浮肿也明显消退。上药服至4月4日腹水浮肿，黄疸已完全消失，腹围为56.5厘米，嘱停药。但停药5天后，不慎感冒，出现发热，黄疸又起，用中医解表药无效，改用青霉素、链霉素，体温一直不降，波动在38~39℃，自觉肝区疼痛，于4月11日又邀请先师会诊，苔白腻而厚，脉弦细数。先师认为虽然脾肾阳虚渐复，但因久病损伤中气，中虚不固，脾阳泛越，由外邪引动，致阴虚内热之象突出。治宜清虚热为主，佐以健胃之品，处方如下：

　　银柴胡3克　白薇3克　潞党参9克　茯苓12克　扁豆衣9克　橘红4.5克　砂仁1.8克　炒麦芽4.5克　炒鸡内金4.5克　肉桂3克　冬瓜皮子各12克　三七粉1.2克（吞服）

　　上方每日1剂水煎分2次服，服药2剂后体温降至正常，黄疸也见消退，肝区疼痛减轻，肝大缩小，质也变软，食量增加，二便如常。前方共进4剂，精神体力大有好转，已能下床大小便，面色较前润泽，惟感两腿无力，苔白腻脉象弦。虚热渐退，脾肾仍虚，加入补肾之品续进，处方如下：

潞党参 12 克　熟地黄 12 克　杜仲 9 克　砂仁 4.5 克炒麦芽 6 克　炒鸡内金 4.5 克　肉桂 3 克　泽泻 3 克　橘络 3 克　冬瓜皮子各 9 克　银柴胡 3 克

上方每日 1 剂，水煎分 2 次服，半月余后测腹围 53 厘米，体重 34.5 公斤，黄疸日渐消退，情况日渐好转，一直服到 5 月下旬，黄疸完全消退，肝藏缩小到仅可触及边缘，质软，无触痛，血尿便常规及肝功能化验均已正常，能下地做轻微活动，食纳增加，精神好转，苔薄白，脉细滑，以健脾和胃散剂善后。处方如下：

潞党参 60 克　茯苓 90 克　广陈皮 30 克　白芍 60 克炒麦芽 30 克　芡实 30 克　香附米 30 克　炒鸡内金 30 克藿香 24 克　甘草 18 克

上方共研细末和匀，每次饭后服 3 克，另用三七粉 60 克，每晨吞服 0.6 克，调理至 5 月底，基本治愈，出院带散剂回家疗养。

按语：本例由于术后体虚，未见恢复而致脾阳不振，脾失健运，造成湿从寒化，凝滞血脉，迫使胆汁不循常道，浸渍肌肤，发为阴黄，故黄色晦暗。并见一派精神萎靡，脘闷纳差，大便稀溏夹有完谷，心悸气短，脉大无力等阳虚之证，如迁延日久，必累及肾，脾肾阳虚，寒湿中阻，聚而为胀，而见腹水浮肿之象。此乃本虚标实，邪盛正衰之证，故先投"金匮肾气丸"温补脾肾，合五皮饮化气利湿。其组方特色在于加入竹柴胡之行气，牛膝之下导，桂枝与肉桂同用取温通之意。这就增加了温阳利水之力，由于配方切题，仅数剂，阳气被振，中焦得运，下焦得泄，三焦通达而水利胀减。此时配以益气养血之品扶正尤为重要，以散剂相助，特别用胎盘粉，此为血肉有情之品，大补气血而不燥，养精培元而不腻，既助脾健运，又温振阳气。仅用药1个月，腹水浮肿黄疸皆退而效。

停药5天，不慎感冒，病情反复，发热不退，黄疸再起，医者一味投解表耗阴之中西药物，非但无效，误致阴虚内热之象突出，先师以清虚热，健脾胃之法治之，用银柴胡、白薇配潞党参、茯苓外，有2个特殊用药；一是肉桂3克，既温中补阳，益火生土，利于脾运得健，又可鼓午气血之生长，利于扶正。二是吞服三七粉1.2克可调和气血营卫，利于退热。由于认证准确，用药贴切，故仅投2剂，体温即退，黄疸也消。

最后以培补后天之散剂善后收功，用六君子汤为基础，去白术、半夏虑其温燥之性，再损阴液而引发虚热。加白芍柔肝，香附疏肝，所谓抑木扶土。配芡实加强补脾健脾之功，用藿香能化湿和中。用三七粉依然调和气血营卫，终使病愈出院。

慢性胆囊炎

乌梅汤主之

慢性胆囊炎，胆石症系消化系统的常见病。两者互为因果，常常同时存在。以右胁胀痛，痛引肩背，反复发作为特征。中医无此病名。但《景岳全书》曰："胁痛之病，本属肝胆二经，以二经之脉皆循胁肋故也"，所以可归于"胁痛"范畴。其因多见：肝胆气滞，肝胃不和或湿热壅阻，其治不外疏肝，和胃及利湿。

先师认为胆囊炎，胆石症脾胃虚弱，肝胆寒湿者并不少见而且往往寒热错杂，虚实兼之，症情复杂，治疗棘手。临证时要谨慎辨别，如见面白，苔润，脉沉不数，纵有湿热的表现也可投服《伤寒论》乌梅丸，全方易汤，常有奇效，此乃经方妙用矣。

梁某　55岁　病例号：31101

反复发作右上腹痛4年，于1960年4月30日来院诊治。

患者自1956年以来，经常有发作性右上腹痛，发作时疼痛放射至右肩部。1956年共发作2次，1959年发作3次，其中有4次伴有发热，黄疸及呕吐。从1960年起胁痛发作频繁，1月发作1次，2月发作3次，3月发作5次，至4月发作9次，一般受凉及劳累后容易诱发，发作与饮食关系不明显，在某医院确诊为"慢性胆囊炎急性发作，胆石症"。平时经常腹胀，食欲不振，大便溏薄，睡眠不佳，曾用西药治疗4个月，不能控制发作。

检查：身体肥胖，面色㿠白无黄疸，右上腹轻度压痛，反跳痛（-），摩菲征（±），胆囊未触及，肝可触及边缘，苔白腻根部淡黄，脉沉细。

诊断：慢性胆囊炎　胆石症

辨证：脾胃虚寒　肝胆湿热

治法：健脾散寒　清肝化湿

处方：制附片9克（先煎30分钟）　细辛1.2克　肉桂3克　干姜片4.5克　川花椒3克　川黄连1.8克　黄柏4.5克

潞党参6克　当归4.5克　大乌梅2枚

结果：上方每日1剂水煎分2次服。共服10天，自觉上腹部有发热感，但得热则舒，胁痛未曾发作。后改为2天1剂，20天后上腹压痛及腹胀均消失，食欲转佳。以后每2日服药1剂，连服6个月，胁痛一直未发作。1962年2月右上腹疼又发作1次并伴呕吐，仍服原方3剂痛及呕吐即止。

按语：本例4年中胁痛反复发作并伴发热。呕吐及黄疸，系肝胆湿热之证。嗣后胁痛发作常因受凉及劳累为诱因，平时腹胀纳呆，便溏失眠，苔白腻，脉沉细，均属脾胃虚寒，湿邪寒化，中阻脾运。构成寒热错杂之证。先师一面健脾散寒，一面清肝化湿，寒热兼用，攻补结合，投以《伤寒论》厥阴篇之乌梅丸，重用热药，轻佐凉药并改为汤剂，药后第4天胁痛即见缓解，服药20剂左右胁痛腹胀即消失，食欲转佳。凡寒热交错，虚实并见之证，先师常以乌梅汤全方为治，只要掌握面白，苔腻而不燥，脉弦而不数的指征，屡投屡效，实为经方新用。

蛔　虫　症

安蛔和胃为治

蛔虫症为儿科常见的肠道寄生虫病。主要表现为反复阵发性脐周疼痛，纳谷不香，营养不佳，睡眠不安，磨牙或嗜食异物。中医属"蛔厥""疳积"范畴。治重和胃消导。

葛童　10岁　病例号：59609

头痛阵作，呕吐蛔虫约 4 个月，于 1963 年 6 月来院诊治。

患儿在 4 个月前感冒后吐出蛔虫 3 条，伴有头痛。1 个月后又因感冒吐出蛔虫 2 条，同样出现头痛。近月余来约每周发作 1 次头痛，发作时头痛如裂，恶心呕吐，不能饮食，每次需 1~2 天方止。10 余天前因头痛呕吐住入北京某医院，诊断为"习惯性呕吐"，治疗 9 天吐止出院。但出院不久头痛呕吐又作，经中药针灸治疗无效。发作时口干不欲饮，缓解后饮食玩耍如常。近 2 天来头痛又作，呕吐剧烈，不能饮食。

检查：面色苍白，面见虫斑，表情痛苦，以手抱头，伏案欲吐，腹平软无压痛，未触及包块，手足发凉，苔白，舌边尖有虫点，脉细软。

诊断：蛔虫症

辨证：蛔虫扰动　阴寒上逆　肝胃失和

治法：安蛔和胃

处方：制附片 6 克（先煎 30 分钟）　细辛 1.2 克　川花椒 1.8 克　干姜片 4.5 克　肉桂 1.5 克　潞党参 3 克　当归 3 克　黄柏 4.5 克　川黄连 1.5 克　大乌梅 3 枚

结果：上方每日 1 剂，水煎分 2 次服。服药 1 天头痛，呕吐即止，连服 7 剂，头痛呕吐未复发而停药。半月后头痛呕吐又发，但程度已明显减轻，再服原方，当日即止。后改服乌梅丸，每日 1 丸。2 个月后头痛呕吐又作，仍进乌梅汤，并加服保和丸，每日 2 次，每日 3 克。服 1 剂后头痛呕吐又止，连服 7 剂后改服乌梅丸，每日半丸，以后再未复发。

按语：头为诸阳之会，五脏精华之血，六腑清阳之气，皆上注于头。因手阳明大肠经，足阳明胃经，均循行面颊上会于头，故头痛一症与胃肠关系密切。蛔虫居于肠胃之中，吸吮水谷精微，耗损人体气血，以致精华之血和清阳之气均不能上会及四布而见面色苍白，虫斑隐现，四肢不温。中焦虚寒，气不化津故口干而不欲饮。证属蛔虫扰动，阴寒上逆，肝胃失和，先师守仲景旨意，投以乌梅汤全方，寒热并治，标本兼施。方中乌梅味酸，功专安蛔。黄连、黄柏味苦性寒而下蛔，附桂辛椒姜诸品味辛性热而能伏蛔，参归益气养血，扶助正气。诸药相配共奏温中安蛔，升阳散寒之功。药后迅速止头痛，平呕吐，为善其后，继服乌梅丸。苔腻和胃，加保和丸佐之。后虽有小发，仍以乌梅汤续进，由于药证切合，故诸症悉愈，头痛呕吐未再复发。

本例蛔虫扰动，曾有两次反复，但先师认定乌梅汤安蛔和胃之功，坚持原方投服，每次均是1剂即缓，既然对症为增药力，以乌梅丸缓图。最后终愈，可见守法缓图之重要性。

风 湿 热

风湿热是一种与链球菌感染有关的全身性变态反应性疾病，其主要病变是全身结缔组织的炎症反应，以关节和心脏受累最显著。本病属中医的"发热""痹证"范畴。常以风湿热痹或风寒湿痹论治。

先师认为风湿热之发热，多表现为低热或潮热，常伴有关节疼楚和心悸失眠，应属中医阴虚内热证类，故立法以滋阴清热为主，常用银柴胡、生熟地、地骨皮、青蒿之类。在组方时要有三个配合，方能提高疗效：一是利用气阴的关系，补气以助阴复，要加潞党参、生黄芪、白术、山药等补气健脾之品；二是使用蒲公英甘寒和胃，三七粉调和营卫，加强清虚热，健脾运之力；三是顾及兼证，心悸胸痹者加薤白、橘络、丹参等通阳宁心。风湿阻络者加陈皮、秦艽、独活等祛湿活络。

养阴清热 祛风通阳退低热

徐某 45岁 病历号：70969

低热心悸4月，于1964年4月17日来院诊治。

患者于1940年开始四肢出现红斑，以后间断出现有4～5年，伴关节疼痛。1964年春节开始发现低热，T38℃左右，微恶寒，曾住院检查，心电图显示：Ⅰ度房室传导阻滞，房室脱节。诊断为"风湿热，心肌炎"。经激素治疗，热退出院。但不久低热又起，再服激素，每日3片并加阿司匹林，汗出甚多，但低热不退，如果减激素则病情急剧波动，减至每日1片后即维持至今。目前心前区闷痛，心慌气短，咽痛眠差，不能坚持工作和活动，完全卧床，神疲乏力，小便黄，大便干。

检查：慢性病容，心界不大，心音减弱，心率100次/分，心律不齐，各瓣膜区可闻及Ⅰ级收缩期吹风样杂音，血压150/90毫米汞柱。苔淡黄微厚，脉弦细数有结代。

诊断：风湿热

辨证：阴虚潮热 胸阳痹阻

治法：养阴清热 祛风通阳

处方：银柴胡3克 生地黄18克 青蒿6克 地骨皮6克 秦艽3克 潞党参9克 橘络4.5克 丹参9克 独

活3克 薤白6克 黄柏6克 茯苓9克 炒枣仁12克
夜交藤30克

结果：上方每日1剂水煎分2次服。进7剂后低热有
减，但仍感心慌气短，咽疼身痛，脉数。原方续进，1个月
后，体力增加，每日可在室内行走约2个小时，精神睡眠开
始转佳，食纳亦增，停服安眠药，开始减激素1/4片，体温
无波动。1个半月后激素逐渐减量至每日服1/4片，病情无
明显反复。2个月后停用激素，此时体温微增，约37.3℃，
血沉31毫米/小时，心慌虽减，但咽及关节仍痛。再以原
方加丝瓜络6克并加每日早晚各吞服三七粉0.6克。半个月
后体温降至正常，咽痛止，心前区痛及心悸均有减轻，但汗
出仍多，动则尤甚，关节疼楚明显且畏寒肢冷，时值7月伏
天，仍身着毛衣、裤，夜盖棉被，苔淡黄厚，脉细数，卫表
不固，加强固表之力，处方如下：

生黄芪12克 防风2.4克 白术6克 茯苓12克 潞
党参9克 当归9克 麦冬9克 知母6克 薤白6克 独
活6克 桑寄生18克 炒枣仁12克 夜交藤30克 甘草
3克

上方水煎服，2日1剂，三七粉续服。此后如低热偶有
出现时服前方，热退后服上方。至1964年10月，热退汗
止，头晕心悸大减，心电图正常，血沉正常，心脏听诊杂音
消失，开始恢复半日工作。

于11月底开始恢复全日工作，但仍畏风寒，脉细缓，
再以第2方去夜交藤，加丝瓜络6克、老鹳草18克、何首
乌12克，8倍量为细末，炼蜜为丸，每枚重9克，1日2
次，每次1丸，共服2个月，情况良好。后因气候转寒而关
节疼痛加重，下肢轻度浮肿，夜尿频，苔淡黄薄，脉沉细，

血压 130/90 毫米汞柱。拟益气养血，补肾强筋。

处方如下：

生黄芪 12 克　当归 6 克　潞党参 9 克　杜仲 6 克　桑寄生 15 克　独活 3 克　怀牛膝 6 克　白术 6 克　苡米 18 克　茯苓 9 克　车前子 6 克（包）　冬瓜皮子各 6 克　薤白 6 克　知母 4.5 克　陈皮 4.5 克　醋元胡 4.5 克　丝瓜络 6 克

上方水煎服，2 日 1 剂，共服 4 个月，随访情况良好，能每日工作 10 余小时未见不适。

按语：本例低热不退，伴汗出咽疼，尿黄眠差，苔淡黄，脉细数均为阴虚内热之象。兼有心区闷痛，气短心悸，神疲乏力系胸阳痹阻之证。故立法养阴清热为主投生地黄、银柴胡、地骨皮、青蒿、黄柏。气阴相关佐党参、茯苓，一方面气助阴长，另一方面针对心悸气短之虚。加薤白、橘络、丹参通阳，秦艽、独活祛风，炒枣仁、夜交藤宁神。组方紧凑，药证相应，疗效明显。

低热消退，胸阳得宣，症情缓解。然汗出仍多，关节疼楚，畏寒肢冷。阴已复，气仍伤，表不固，治则及时转到益气养血，固表活络，以独活寄生汤合玉屏风散加减。方中用麦冬、知母两味，麦冬甘寒清润，知母滋阴降火，既顾及继续养阴清热，又能从阴助气，利于气虚之补。加服三七粉，调和营卫，和血止痛。既佐玉屏风散止汗，又助独活、桑寄生缓解关节疼痛。

汤剂奏效后原方加首乌以增补肝肾，益精血之力；加老鹳草祛风通络，舒筋活血之功；丝瓜络祛风行血通络之助，配成蜜丸，缓图巩固而收功。

养阴清热　益气健脾除潮热

付某　27岁　病例号：69915

因低热不退5个月，于1964年3月14日来院诊治。

患者于1963年9月开始低热，体温37~37.5℃，身上曾出现小丘疹。抗"O"1：600，血沉12mm/h。经抗风湿治疗后，低热曾一度消失，抗"O"降至1：400，但不久体温又升，低热不退，伴有手足心热，大便较干，尿黄量多。近1个月来又有头晕胀痛，记忆力明显减退，疲困乏力，夜难入寐，脘胀纳差，曾经中西药治疗，效不显著。

检查：两颧发红，四肢关节无异常发现。苔薄黄，脉沉细数。

诊断：风湿热

辨证：阴虚潮热　脾虚失健

治法：养阴清热　益气健脾

处方：银柴胡4.5克　生熟地各12克　地骨皮6克青蒿6克　潞党参9克　山药18克　扁豆衣9克　广陈皮4.5克　炙甘草6克　冬瓜皮子各6克

结果：上方每日1剂，水煎分2次服。服药4剂，精神好转，食纳增加，体温降至37℃，睡眠转佳，但大便仍干，并感胸闷腿软。上方加薤白6克、全瓜蒌18克、砂仁3克、知母6克、首乌24克，服7剂后腿软消失可以连续站立工作4小时，睡眠已佳，体温恢复正常。脉滑，苔少而淡黄。改服丸药巩固，上午服香砂六君子丸3克，下午服知柏地黄丸3克。

按语：本例低热伴见手足心热，便干尿黄，头晕失眠，两颧发红，苔薄黄，脉沉细数，证属阴虚潮热无疑。脘胀纳差，疲乏无力，则兼脾虚失健。故立法养阴清热为主，佐以益气健脾。养阴清热仍投生熟地、银柴胡、地骨皮、青蒿之类，益气健脾除用党参、山药、陈皮外，还可用扁豆衣和冬瓜皮子，既健脾又行气还利湿，是益气健脾之品的最佳配伍，也是先师健脾的用药特点。服药后潮热解除，食纳增加，但见胸闷腿软，大便较干，系胸阳痹阻之故，加瓜蒌、薤白通阳宣痹，知母配首乌滋阴降火润肠，增砂仁健脾运，仅进7剂胸闷腿软即除。先师治疑难病十分重视巩固疗效，善后收功，以防复发。善后时重视脾、肾先后天之本，投以健脾和补肾法，分上下午进服。在健脾时用香砂六君子丸，补肾时用六味地黄丸，偏阳虚服金匮肾气丸，偏阴虚服知柏地黄丸。

风湿性关节炎

风湿性关节炎以关节疼痛并呈多发性，对称性，游走性为特点。急性期关节红肿疼痛，可伴发热，血沉增快，抗"O"增高。炎症消退后，关节功能可以完全恢复，不强硬，也无后遗症。

风湿性关节炎属中医"痹证"范畴，痹者闭也，指气血不畅引发筋骨、肌肉、关节处的疼痛酸重麻木。《素问·痹论》曰："风寒湿三气杂至，合而为痹也，其风气胜者为行痹，寒气胜者为痛痹，湿气胜者为着痹也。"《金匮要略》称为"历节"，主张寒湿用"乌头汤"，风湿用"桂枝芍药知母汤"。《济生方》以虚立论，"皆因体虚，腠理空疏，受风寒湿气而成痹也。"

中医治痹，一般行痹者祛风活络，痛痹者散寒活络，湿痹者利湿活络，热痹者清热活络，瘀痹者化瘀活络，久痹者补肾活络。

先师认为：治疗痹证，不能单纯祛风、散寒、利湿。应当顾本兼标，针药并用。本虚者从补气养血，强壮肝肾着手。标实者抓住湿阻，温化利之。针刺常以主穴留针30分钟，次穴点刺，以便疏通经络，调畅气血而助药力。

祛痹宜补气养血　化湿散寒

李某　52岁　病历号：62484

双膝及肩关节疼痛怕凉2年，于1963年10月7日来院诊治。

患者两年来双腿酸困不适，伴有疼楚，局部怕凉，并见小腿凹陷性浮肿。1年来延及肩关节亦疼，近半年又增腰痛，以右侧为重，活动受限，二便调，口不干，纳眠正常。

检查：苔薄白，脉沉细弦

诊断：风湿性关节炎

辨证：气血两虚　寒湿阻络

治法：补气养血　温化寒湿

处方：制附片9克（先煎30分钟）　生黄芪18克　桂枝4.5克　白术9克　杜仲9克　羌独活各4.5克　秦艽6克　苡米24克　黄柏4.5克　泽泻4.5克　甘草2.4克

针足三里、鹤顶、曲泉、肾俞、命门、大肠俞、阳陵泉、肩髃、肩井每次轮换取3～4穴，留针30分钟

结果：上方每日1剂水煎分2次服，针刺隔日1次。共针药并进9天后，腰膝及两肩关节疼痛逐渐好转，活动得

便。继续诊治 1 个月，除偶在气候转凉时感觉不适外，疼痛浮肿均已消失。

按语：本例关节疼痛 2 年，活动受限，脉象沉细，久病气血两虚无疑。关节局部发凉，小腿浮肿为寒湿阻络的表现。组方时用生黄芪、白术补养气血，杜仲益火生土，增强健脾补气之力。以附片、桂枝、苡米温化寒湿，加黄柏怕温通太过而苦寒反佐又能除湿，投羌独活、秦艽、泽泻意在利湿，全方顾本兼标，再配针刺疏通经络，针药并施，对证切题而奏效。

疗痹应强壮肝肾　燥湿散寒

黄某　19 岁　病历号：47299

膝、肘关节疼痛多年，加重半年，于 1963 年 2 月 30 日来院诊治。

患者多年来两侧膝、肘关节常有疼痛。半年前去四川学习，当地气候潮湿，又常淋冷水浴，以致关节疼痛加重，甚至不能起床活动，经住院治疗后疼痛虽有缓解，但两肩、髋、腰、膝部仍常作痛，稍有活动，则痛加重。

检查：苔淡黄，脉沉滑

诊断：风湿性关节炎

辨证：肝肾不足　寒湿阻络

治法：强壮肝肾　燥湿散寒

处方：杜仲 12 克　桑寄生 12 克　桂枝 4.5 克　老鹳草 18 克　苍术 9 克　苡米 24 克　桑枝 21 克　鸡血藤 18 克　天花粉 24 克　广陈皮 3 克　黄柏 4.5 克　羌独活各 6 克　甘草 6 克

针足三里、曲泉、鹤顶，留针 30 分钟，点刺肾俞、曲

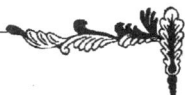

池、肩髃

结果：上方每日1剂，水煎分2次服，针刺隔日1次。针药并治1周后，膝关节疼痛大减，半月后肩肘关节痛楚亦减轻，但每当气候转凉或阴雨时，关节疼痛仍重。继以原方加怀牛膝，腰部外贴虎骨追风膏，针刺同前。

针药并进1个半月后，关节疼痛基本解除，后感冒1次，仅自汗多，关节不疼，将原方去苍术、苡米、花粉，加生黄芪24克、防风4.5克、白术12克水煎服，改为2日1剂。共治3个月，服药49剂，针刺28次，证息病愈，追踪观察半年，未再复发。

按语：本例多处关节疼痛，且有受着湿史。先师认为肾主骨，肝主筋，筋骨寒湿之邪，皆因肝肾不足，方得以乘虚而入，所谓"邪之所凑，其气必虚"矣。故燥湿散寒之治必在强壮肝肾的前提下方能获效。杜仲、桑寄生、牛膝皆为强壮肝肾所设，顾本之治也。寒湿阻络用苍术配苡米祛之，苍术燥湿，苡米渗湿，再佐桂枝的温通，陈皮的理气，鸡血藤的舒筋，羌独活的通痹，老鹳草的通络，湿邪得除，寒气得散，经络得通，寒湿阻络何以再存，通则不痛，多处关节疼楚皆止。

《类证治裁》云："初因风寒湿邪，郁痹阴分，久则化热致痛"，表明痹证病久，必有化热之势，本例苔见薄黄，也证实此论，故投花粉，黄柏既祛湿又清热，为先师组方整体观念的充分体现。

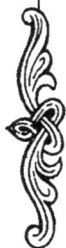

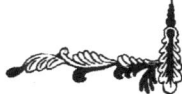

类风湿性关节炎

气血双补　肝肾并举　佐以活络　针药并施

类风湿性关节炎以小关节肿胀疼痛为主要表现，可累及多个关节，呈对称性，有明显的活动障碍，逐渐关节强硬甚至变形强直，血液检查类风湿因子阳性。

类风湿性关节炎属中医"历节风""痹证"范畴。由于正气不足，感受风寒湿邪，稽留不去，气血瘀滞，经络痹阻，不通则痛。中医治疗常常遵循扶正祛邪的法则。

先师认为类风湿性关节炎，反复发作，病程缠绵，属难治之症。由于久病伤正入络，其治更应在调补正气的基础上祛邪并佐活络之品，再配针刺并施方能取效。扶正应当气血双补，肝肾并举，活络当用干地龙、老鹳草，针刺应取足三里。并且在取效后务必重视善后巩固，以防复发。

朱某　42岁　病历号：01637

因两膝关节疼痛10余年，肩、肘及腰痛3年，于1962年7月12日来院诊治。

患者于1950年冬季去匈牙利工作，当地气候潮湿，多阴雨，又因产后着凉而引起两膝关节肿胀疼痛，经理疗后疼痛减轻，但未尽除。关节局部怕凉，遇寒则疼痛加剧，关节活动不灵活。1959年起两侧肩、肘关节及腰部也开始疼痛，以左侧为重且活动时关节内有响声，下肢轻度浮肿，肢体无力，行走和书写均感困难。经X片诊断为"类风湿性关节炎"，食欲睡眠尚可，口不干，两便通调，曾经人工流产

5 次。

检查：血压 95/65 毫米汞柱，两膝关节活动时有声响，两下肢轻度凹陷性水肿，关节活动范围尚正常，无僵直变形。血液"类风湿因子"阳性。苔薄白，脉沉细。

诊断：类风湿性关节炎

辨证：正气不足　风寒阻络

治法：气血双补　肝肾并举　佐以活络

处方：制附片 9 克（先煎 30 分钟）　生黄芪 15 克　当归 9 克　桑寄生 12 克　怀牛膝 6 克　桂枝 3 克　老鹳草 15 克　干地龙 3 克　桑枝 12 克　羌活 3 克　广陈皮 3 克　甘草 6 克

针足三里、肩髃左右轮流留针 30 分钟，点刺：曲池、膝眼、鹤顶

结果：上方每日 1 剂，水煎分 2 次服，针刺隔日 1 次。针药并施 4 周后，关节疼痛大有好转，一般情况下各关节已基本不疼，仅天气变化时稍感不适，下肢浮肿消退。为巩固疗效，改服"活络丹"，每日 2 次，每次半粒。追踪观察 2 年，一直未再复发。

按语：本例病程 10 余年，又曾经人工流产 5 次，肢体无力，脉象沉细，足见正气已虚。有着凉受寒史，风寒乘虚侵入，痹阻经络，不通则痛故膝、肩、肘关节多处及腰部疼痛。先师用生黄芪、当归气血双补，桑寄生、牛膝肝肾并举，达到扶正培本目的。佐以干地龙、老鹳草的活络，附片、桂枝的散寒，羌活的祛风，再配针刺疏通经络，形成扶正祛邪、针药并施的法则，切中病证，痼疾奏效。

肩关节周围炎

用当归补血汤加味调治

肩关节周围炎主要表现为肩关节及其相关的肌肉筋骨疼痛，严重者伴明显的功能活动障碍。中医称"肩痛""肩不举""肩凝症"或"漏肩风"。归属于"痹证"范畴。其治不外乎祛风、散寒、胜湿、活血、通络诸法。

先师认为肩关节周围炎为中老年人的多发病，《素问·上古天真论》云："女子，五七，阳明脉衰"，"男子，五八，肾气衰"。其因虽有风寒湿诸邪，其理在于凝滞经络，尤其是手足太阳经和手阳明经。其本则系于气血之亏虚，其治重在补养气血，辅以祛风温通方能获效。

高某　43 岁　病历号：00430

因左肩关节疼痛 2 年，于 1961 年 6 月 8 日来院诊治。

患者 2 年前原因不清，左肩关节疼痛，夜间尤甚，肩关节活动时内有响声，外展外旋，后伸活动均受限，阴雨天气疼痛加重，近 1 个月来左腿外侧发麻，腰酸无力，畏寒喜暖，口干喜热饮，大便 3~4 天 1 次，但质不干成形，小便自调。

检查：面色欠荣，左肩关节局部外观无红肿，无畸形，极泉穴上 3 寸处有明显压痛，上举及后伸受限，苔薄白，根部淡黄，脉沉缓。

诊断：肩关节周围炎

辨证：气血两虚　风寒凝滞

治法：益气养血　祛风温通

处方：生黄芪24克　当归9克　桑寄生6克　制附片6克（先煎30分钟）　桂枝3克　干地龙6克　羌独活各6克　桑枝6克　广陈皮4.5克　黄柏6克　炙甘草3克

左肩髃留针30分钟，点刺阿是穴

结果：上方每日1剂，水煎分2次服，针刺隔日1次。4天后，左肩疼痛大减，活动也较前灵活。针药并用1个月后，肩疼完全消失，活动恢复正常。2年后随访，情况良好，未再复发。

按语：本例肩痛2年，夜间重，腰酸脉沉，年逾40，均有气血不足之征。关节活动作响受限，腿麻畏寒，均系寒凝经络之故。方用当归补血汤加寄生培补气血，制附片散寒，先师用制附片必先煎30分钟，以除其燥烈之性而留温阳散寒之力，并用黄柏苦寒反佐附片之温。桂枝、地龙通络，羌独活、桑枝祛风，陈皮行气共奏祛风温通之功。

腰肌纤维织炎

腰肌纤维织炎主要表现为腰疼阵作，活动受限，局部有压痛。属中医"腰痛""痹证"范畴，或称"肾着"。责之于寒湿阻络，常常以散寒祛湿为治，先师认为腰肌纤维织炎属中医的"痛痹"，《内经》有云："腰为肾之府"，故其治应当温肾为主，重用附子，疼甚则佐温经止痛，湿重则配温通活络。只要配伍得当，药证切合，再辅针刺疏通，其痛能止。

疼显者温肾固本　佐以温经止痛

陆某　44 岁　病历号：00779

因右侧臀部肌肉疼痛 5 天，于 1961 年 10 月 5 日来院诊治。

患者自述 5 天前不慎着凉，发现右侧臀部肌肉酸痛，行走翻身均感不便，近两天来疼痛加重，局部热敷及服中药效果均不明显。平素畏寒肢冷，容易感冒，口不干，二便调。

检查：步履艰难，但脊柱、四肢无畸形，臀部肌肉无红肿，右侧有广泛的轻度压痛，苔薄白，脉缓，寸弱尺大。

诊断：腰肌纤维织炎

辨证：肾阳不振　寒邪入络

治法：温肾固本　温经止痛

处方：制附片 6 克（先煎 30 分钟）　桂枝 3 克　杜仲 12 克　桑寄生 12 克　生黄芪 18 克　当归 9 克　制乳没各 4.5 克　炙甘草 6 克　黄柏 2.4 克

针右侧扶突，留针 30 分钟

结果：上方每日 1 剂，水煎分 2 次服。诊治 1 次后，腰痛即明显减轻，继服上方，针刺隔日 1 次，并于每晚睡前服云南白药 0.9 克，10 天后腰疼基本解除。后因 1 天走路较多，又觉轻微腰疼，仍以前方续服 10 剂，腰疼完全消失，观察 2 个月未再复发。

按语：本例素体阳虚故畏寒肢冷，容易感冒，又不慎着凉，寒邪入络引发腰疼。为驱其寒必先温肾固本，故用附片、桂枝、杜仲、桑寄生、生黄芪、当归之类。寒邪阻络，经脉不通，故腰疼较显，此时应佐以温经之品，故投乳香、没药和白药。时病正值秋燥之令，恐附桂温燥太过，以黄柏苦寒反佐。由于药切其证，痛除病愈。

湿著者温肾固本　辅以温经活络

韩某　48岁　病历号：1612

因腰疼难忍4天，于1962年8月11日来院诊治。

患者4天前因打篮球，出汗甚多，又用冷水冲澡，当晚开窗睡觉，未盖被子，次晨起床即感腰痛，仰俯不便，转侧不利，行走起坐均感困难，虽中医诊治2次，无效。既往曾有类似腰疼发作史。

检查：腰部不能伸直，活动明显受限，第4腰椎右侧明显肌紧张，压痛较重，苔白腻，脉缓大。

诊断：腰肌纤维织炎

辨证：肾亏寒凝　湿阻经络

治法：温肾固本　温经活络

处方：制附片9克（先煎30分钟）　肉桂3克　老鹳草18克　狗脊6克　羌独活各4.5克　川芎6克　生黄芪18克　当归9克　制乳没各4.5克　广陈皮6克　甘草3克　桑寄生9克　生姜6克

针阳关、右大肠俞，留针30分钟

结果：上方每日1剂水煎分2次服，共进2剂，针刺1次后，腰疼即有明显减轻，转侧及行走时已不觉疼痛，但弯腰时稍感疼痛，其他活动均不受影响。原方去乳没，加杜仲9克、伸筋草9克再服4剂，完全恢复正常。为善其后，嘱再服活络丹，每日1粒，连服7天而愈。

按语：本例经常发作腰疼，年龄48岁，"男子、五八、肾气衰"矣。不慎汗出当风，冷水冲澡，以致寒湿阻络，腰痛难转，舌苔白腻足证寒湿之著。其治除用附桂、狗脊、寄生、杜仲、芪、归温肾固本外，一是加强散寒之力，故不用桂枝而投肉桂，并配生姜。二是辅以化湿活络之品，配以川芎、老鹳草、羌独活、广陈皮、伸筋草，寒湿虽然显著，但温肾固本，温经活络之治使肾阳得振，寒凝得散，湿阻得通，通则不痛，仅针药并治近旬而痛痹即除。

下颌关节痉挛

滋水涵木息风法开口噤

下颌关节痉挛有风湿性和神经性两种，以下颌关节酸痛，张嘴不利为主要表现，甚则牙关噤闭。属中医"口噤""痹证"范畴。其因责之于风寒湿侵袭或痰瘀阻络，一般投以祛风，散寒，胜湿，活络之剂为治。

先师认为：肝主筋，筋束骨，系于关节。精气充盈，气血调和，则筋得所养，全身各部关节活动自如。如精血不足，肝肾阴亏，则筋失所养。水不涵木则肝风内动，出现发作性牙关紧闭，其治不可单纯祛邪活络，应重于滋水涵木，用杞菊地黄丸方意，才能平抑肝风而开口噤。

钟某　42岁　病历号：032975

因发作性牙关紧闭8年，于1961年1月23日来院诊治。

患者于8年前，原因不明突然出现牙关紧闭，不能张嘴，约持续1~2分钟即自行缓解。全身其他部位均无抽搐及紧张状态。嗣后夏季发作较轻每日约3~7次，入冬后发作次数增加甚至一天达百余次，有时咬破唇舌。发作与情绪，睡眠有关，情绪低落，睡眠不好时发作次数加频，纳可，二便通调，精神尚可，月经正常。虽经针灸及穴位注射治疗，发作反而加重，曾在广州疗养 2 个冬季，亦无明显效果。

检查：两侧咀嚼肌力对称，咀嚼正常。发作时牙关紧闭，自觉唇周紧缩强硬，不能随意张口，数秒钟后恢复正常。苔薄白，脉沉细弦。

诊断：神经性下颌关节痉挛

辨证：水不涵木　肝风内动

治法：滋补肝肾　平抑肝风

处方：熟地黄 240 克　山萸肉 60 克　山药 180 克　丹皮 60 克　泽泻 60 克　茯苓 120 克　菊花 120 克　枸杞子 60 克

上药共研细末，炼蜜为丸，每枚重 6 克，每日 2 次，每次 1 丸。

结果：诊治后患者即回广州疗养并坚持服配制的蜜丸，药后下颌关节痉挛发作次数逐渐减少，至 5 月回东北时已明显缓解，仅数日发作 1 次，上方共服 4 个月，改服六味地黄丸每日 2 次，每次 1 丸，发作基本停止，当年虽在上海及东北过冬，症情反而进一步好转。

按语：本例口噤，与情绪、夜寐有关，苔薄白，脉沉细弦，年龄 42 岁，故与肝肾不足有关，先师投滋水涵木的杞菊地黄丸，以六味地黄滋补肝肾，杞菊两味平肝抑木。虽无风药，因治其本，肝风自熄而口噤渐开，8 年顽疾，丸剂治愈，此乃方证匹配，疗效卓著之例。

慢性肾炎

补肾渗湿　寒热并施而退水肿

慢性肾炎又称慢性肾小球肾炎，以血尿、蛋白尿、管型尿、浮肿、高血压为主要表现。属中医"水肿""虚劳"范畴。一般均以温肾健脾立法论治。

先师认为水为至阴，其本在肾，水惟畏土，其制在脾，如脾虚土不能制水而反克，肾虚则水无所主而妄行，发为水肿。病程日久必损其真阳，肾阳衰微则不能温养脾土，更不能制水而水肿更甚更广。故水肿之治均重在温补脾肾，尤其是温肾化气，这是根本大法，但单纯温肾，力量单薄，不足以退水肿，其中有两个必要的配伍：一是配渗湿利水，特别要助膀胱之气化，通利水道，渗泄水湿而退其肿；二是防止水湿化热，克服温补太过而要反佐清热利湿之品，寒热并施，重温佐清，乃提高退肿疗效的万全之策。

钟某　12 岁　病历号：45098

因腰疼浮肿 3 年余，于 1962 年 5 月 31 日来院诊治。

患儿于 1958 年秋患"猩红热"，退热后出现精神不振，疲乏无力，眼睑浮肿。1959 年住入南京某医院，检查尿中有红、白细胞及蛋白，血压偏高，西药治疗 1 个月后，自觉症状减轻而出院上学。此后尿中蛋白经常为（＋＋）～（＋＋＋），并有低热，常感腰痛，眼睑及下肢浮肿。1962 年初病情加重，住入北京某医院西医治疗已 4 个月，自觉症状虽有减轻，但稍多活动则蛋白尿，尿红细胞即增加，食纳、睡眠均差而来院门诊。

检查：血压100/60毫米汞柱，眼睑轻度浮肿，下肢浮肿不明显，苔薄黄，脉细数。

诊断：慢性肾炎

辨证：脾肾不足　湿邪内停

治法：补肾渗湿　寒热并施

处方：生熟地各9克　茯苓9克　怀山药9克　山萸肉9克　车前子4.5克（包）　泽泻2.4克　黄柏3克　蒲公英6克　肉桂1.5克

结果：上方每日1剂水煎分2次服。共1个半月后，食纳量增，神疲乏力减轻，尿中蛋白量及红细胞数均有减少。改为2日1剂水煎服，共4个月后，自觉症状完全消失，尿常规检查正常而复学。为巩固疗效，改服六味地黄丸，每日1丸，保和丸每日午晚饭后即服3克。一年后随访，情况一直良好，浮肿未再出现，尿常规检查一直正常。

按语：本例腰疼浮肿，神疲纳差系肾阳不振，脾失健运，水湿内停。故投生熟地、肉桂、山萸肉、怀山药补肾，茯苓、泽泻健脾渗湿。佐车前子助膀胱气化而利尿泄湿，黄柏、蒲公英清利湿热并防温肾太过。方中，茯苓、泽泻、车前子近代药理研究均有明显的排钠利尿作用，有利于消肾炎水肿。最后以补肾的六味地黄丸，和胃的保和丸善后收功而治愈。

急性泌尿系感染

滋肾通关丸加味治热淋

急性泌尿系感染是细菌感染引发的尿路炎症。主要表现为尿频、尿急、尿痛等膀胱刺激症。容易导致肾盂肾炎。属中医"淋证"范畴，一般责之于湿热下注，属热淋。其治重于清利湿热。但先师不用八正导赤之类而仅以滋肾通关丸加味投服，疗效显著。

赵某　45岁　病历号：64269

因尿急尿痛5天于1963年11月6日来院诊治。

患者5天来尿频尿急尿痛，尿量少而色深黄，身无寒热，口微干，大便溏。

检查：尿常规化验呈酸性尿，蛋白+，红细胞0~2个/高倍视野，白细胞满视野，上皮细胞2~4个/高倍视野。血常规化验正常。苔薄黄，脉沉弦细数。

诊断：急性泌尿系感染

辨证：湿热蕴结下焦膀胱气化不利

治法：清热利湿　通利膀胱

处方：知母9克　黄柏9克　肉桂3克　车前子6克（包）

结果：上方每日1剂水煎分2次服。服4剂后，尿频尿急尿痛完全消失。尿常规呈碱性反应，蛋白－，红细胞未见，白细胞1~2/高倍视野，上皮细胞2~4/高倍视野。

按语：《金匮要略》云："淋之为病，小便如粟状，少腹弦急，痛引脐中"。常因感受外邪，饮食不节，多食肥甘辛热之品，以致湿热之邪蕴结下焦，膀胱气化不利，而见小溲频数，淋沥不畅，尿道热涩疼痛等症。先师以通利立法，投以滋肾通关丸加味。滋肾通关丸出于《金匮翼》，以黄柏、知母泻热清湿，即清降又保阴，利湿而不伤阴，配肉桂引火下行，温通阳气，增强膀胱的气化功能而利于除湿泄浊。加车前子一味，清热利湿，通淋利窍，全方降引利泄结合，味简力专，使下焦湿热排出体外而奏效。

乳 糜 尿

宜先祛邪通利　后补虚滋肾

乳糜尿指小便混浊，呈乳白色。属中医"淋浊"，"白浊"范畴。清代程钟龄的《医学心悟》云："浊之因有二种，一由肾虚败精流注，一由湿热渗入膀胱。"先师据此提出，治疗白浊必分两步，先清利湿热祛邪，以滋肾通关丸为主方加味，湿热得清再转入补肾，以丸药缓图，滋肾为法，善后巩固，方可断根。

史某　48 岁　病历号：01582

因小便混浊，呈乳白色 9 月余，于 1961 年 7 月 26 日来院诊治。

患者于 1959 年 10 月突然发现小便如乳白状，有时呈粉红色，混浊不清，并混有胶状凝块。卧床休息后尿色可转淡，但稍事活动后即又出现乳白色尿，曾住北京某医院检查，诊断为"乳糜尿"，经中西医治疗均无效，首次来我院诊治时，携带当日晨尿 1 瓶，状如乳糜，并混有条状胶样凝块。病后常感腰部酸痛，疲乏无力，食纳尚可，口不觉干。

检查：发育营养中等，面色萎黄，唇色暗黑，心、肺、腹均正常，四肢亦无异常，舌苔黄腻，脉弦细而数。

诊断：乳糜尿

辨证：膀胱湿热　气化失司

治法：先通利后滋肾

处方：黄柏 12 克　知母 12 克　肉桂 3 克　萆薢 9 克　茯苓 12 克　车前子 9 克（包）　赤小豆 60 克（打）　蒲公英 18 克　甘草 9 克　红人参末 0.9 克（分冲）

结果：上方每日 1 剂水煎分 2 次服。共进 10 剂，每日晨起尿色已转淡，但活动后仍有乳糜尿及胶状凝块出现。于原方中加糯稻根 30 克，并用海金沙 30 克，川军 15 克共研细末，每日取 4.5 克用鸡蛋清调服。服药 5 天后，在活动 2 小时以上才出现乳糜尿，而且混浊程度也较前减轻。再服 7 天后尿色已转正常。即使每日晨起步行 1 公里，乳糜尿也未再出现。

上方治疗 1 个月后，仅在活动过多时，尿方显混浊，但已无胶状凝块，再以前方加生地黄 24 克，萆薢减为 3 克。另海金沙、川军末每日改服 3 克并加服杞菊地黄丸，每日 2 次，每次 1 丸。治疗 2 个月后病情显著好转，乳糜尿未再出现。腰痛消失，精神转佳，开始恢复工作。停服汤剂和药粉，每日服六味地黄丸或知柏地黄丸 1 丸，共服 3 个月，已于 1962 年 6 月在北京某医院全面复查，结果均属正常，步行 10 余里亦无乳糜尿出现。3 年后随访，乳糜尿未再复发，身体健康。

按语：本例面色萎黄，腰痛无力，系肾虚表现，乳糜尿，苔黄腻因湿热蕴结膀胱，气化失司之故，先投清热利湿之剂，用滋肾通关丸加味，知柏、萆薢、蒲公英、车前子、赤小豆均为清利湿热之品，其中赤小豆用量60克可打碎后用药汤煮烂后服用，提高清利之效，又可防止煎煮时糊底。红参、茯苓相配，健运渗湿；车前子、肉桂相配，气化泄湿；海金沙、川军相配，分利两便，给湿热以出路，此均为先师独特配伍。气化、健运、通利、渗泄、膀胱湿热岂能不清。病情好转，乳糜尿消失，表明湿热已清，但应善后巩固防止复发，故以知柏、地黄和六味地黄滋肾之丸药缓图，连服3个月之久，随访3年未见复发。

美尼尔综合征

针药并施　泻肝止眩

美尼尔综合征是耳内膜迷路积水引起的发作性头晕，耳鸣、呕吐一系列临床综合表现。中医属"眩晕"、"呕吐"范畴。历代各家对眩晕的认识不同，其说不一。如《素问·至真要大论》指出："诸风掉眩，皆属于肝"。《河间六书》责之于风火。《丹溪心法》主张因痰致眩。《景岳全书》则强调"无虚不作眩"。故中医治眩不外乎平肝息风，泻火祛痰，滋水涵木诸法。

先师遵《内经》旨意，认为眩晕一症关键在于肝失调达，其中特别是肝郁化火，上扰清窍所致，故主张用龙胆泻肝汤为主方，兼顾脾胃，针药并施，眩晕可止。

徐某　26岁　病历号：62467

因阵发性眩晕16年，近3年来加重，于1963年9月18日来院诊治。

患者自1947年某日突然发作恶心、呕吐、头晕欲倒，视物旋转，不能坐立、平卧一日方解。此后每隔2~6个月发作1次。至1960年起失眠后发作更频，多时每月连犯7次，少时也有1~2次，而且难以完全恢复正常。曾在各大医院就诊，均诊断为"美尼尔综合征"，曾用脱敏疗法，X线照射治疗均无效果。近1年病情更加严重，稍有劳累即可诱发，发病前自觉右耳堵胀。近3年来体力不佳，体重日减，经常头晕、口干喜凉饮。

检查：眼球震颤征（＋），苔薄黄，脉沉弦数。

诊断：美尼尔综合征

辨证：肝郁化火　上扰清窍

治法：平肝泻火　和胃止眩

处方：龙胆草6克　射干6克　生地18克　生栀子6克蒲公英12克　茯苓12克　枳壳4.5克　泽泻3克　薄荷3克车前子6克（包）

结果：上方每日1剂水煎分2次服。进7剂后头晕止，脉弦减，但夜寐不实，原方加酸枣仁12克、夜交藤30克，每日或2日1剂，并隔日针刺1次，取三阴交（双侧）留针半小时，点刺大椎、中脘、神门（双侧）期门（右侧）经过月余治疗，眩晕未再发作，脉转细弦，苔薄白，肝火渐平，原方续服减为3日1剂，并加服知柏地黄丸，每日2次，每次6克，共治疗3月余，针刺12次，除有两次出现右耳堵胀，但很快消失，眩晕一直未再发病。

按语：本例眩晕呕恶、口干喜凉，苔薄黄脉弦数，系肝郁化火，上扰清窍，横逆中土之证，治重泻火，投龙胆泻肝汤方意，方中龙胆草、栀子、生地、车前子清泻肝经郁火。加茯苓、枳壳和胃止眩再巧配射干、蒲公英，《本草正义》曰："射干之主治，虽似不一，实则降逆开痰，破结泄热二语，足以概之。"先师此处用射干取其降逆泄热之力，以助龙胆草的泻火清降之功，取其破结开痰之力以助茯苓的和胃之功。《本草衍义补遗》认为蒲公英："解食毒，散滞气，化热毒"蒲公英又入肝胃两经，先师用其助龙胆草治肝火眩晕，实为特殊用药。薄荷一则清利头目，助君药止眩，二则引入肝经为引经药。泽泻渗泄，使肝火有出路，加上针三阴交滋水以涵木，刺中脘和胃，期门疏肝，大椎、神门宁心，针药相配，上扰之肝火得清。横逆之肝气得平而眩晕、呕恶解除。最后以滋阴降火的知柏地黄丸善后收功。

神经性耳聋

宜调肝潜阳　滋阴通窍法

耳聋指听力下降或丧失，其病因有功能性和器质性两类。神经性耳聋属功能性。中医辨证实者由肝胆火旺，痰浊上扰所致，治当泻肝祛痰。虚者由肾气不足，浮阳上越引起，治当补肾潜阳。

先师认为耳鸣、耳聋之症以虚为主。《灵枢·决气》云："精脱者耳聋"，"液脱者……耳数鸣"。《灵枢·海论》又云："髓海不足，则脑转耳鸣"。由于精血不足，髓海空虚，不能上充清窍而作耳鸣耳聋。但此症又有肝经虚火上逆清窍之象，形成阴亏于下，火炎于上的本虚标实表现，其治既要滋阴又应降火；既要调肝又应潜阳；既要通窍又应宁神。常以4味中药为主：用阿胶珠滋补肝肾阴血，蝉衣清降上逆虚火，竹柴胡疏达肝气，升清降浊，菖蒲通窍宁神，配以针刺滋阴养血，宁神通窍，方可奏效。

张某　50岁　病历号：2026

因右侧耳聋12年，左耳听力减退4年，于1962年12月24日来院诊治。

患者自1950年开始，原因不明右侧耳鸣，初起鸣音尖锐，后转低音调，听力逐渐减退，至1959年右耳听力完全丧失。1958年起左耳又有高音调之鸣响，听力也见逐渐减退，需用助听器方能听到一般谈话声音。眠差口干，时有头晕，脘胀纳差。北京某医院检查诊为"神经性耳聋"。

检查：韦伯氏试验左（256）。瑞内试验右骨、气导消失，左骨、气导极短。施瓦伯试验缩短。语音测验右耳全聋，左耳边高声可闻。电测听力右耳全聋，左气导45DB水平，骨导30DB水平。两耳鼓膜完整，色泽正常，外耳道无脓性分泌物。舌苔淡黄，脉沉弦。

诊断：神经性耳聋

辨证：肝肾阴亏　虚火蒙窍

治法：调肝潜阳　滋肾通窍

处方：熟地黄15克　白芍12克　茯苓12克　泽泻3克　阿胶珠12克　蝉衣3克　竹柴胡2.4克　石菖蒲6克　炒枣仁12克　夜交藤30克　砂仁3克　知母6克

针三阴交（双侧）补法，左翳风、耳门、双合谷平补平泻，留针30分钟，点刺右翳风、耳门

结果：上方每日1剂，水煎分2次服。针刺隔日1次。治疗半月后，左侧耳鸣减轻，右耳如故，腹胀消失，测听力

左耳略有进步。治疗 1 个月后左耳听力有明显进步，说话声音较大时，可以不使用助听器，但耳鸣声反而加重。继续治疗 1 个半月后，查电测听力，较前提高 10DB，一般声音谈话时，可不用助听器，但较小声音仍听不清楚。为巩固疗效，又继续原法治疗半个月，再查听力，左耳已恢复 75%，一般谈话可以完全不用助听器，耳鸣亦减，但右耳仍聋，听力无变化。

按语：本例耳鸣耳聋，时有头晕，眠差口干，苔淡黄，脉沉弦，系肝肾阴亏，虚火上蒙清窍之证。先师以知柏地黄丸化裁，滋阴降火，再加白芍柔肝，枣仁、夜交藤宁神，及 4 味治耳鸣专药。砂仁和胃又防熟地之滋腻。针三阴交滋补肝肾又调脾运，合谷专清耳鸣头晕，所谓"头面合谷收"，刺翳风、耳门调气通窍，针药配合得当，使肝肾之阴渐复，虚火有降，窍闭得开，虽然右侧耳聋进步不大，但久治不愈的左侧耳鸣缓解，听力恢复 75%，患者甚为满意。

末梢神经炎

投当归补血汤养营　合桂枝汤和营

末梢神经炎主要表现为四肢远端的感觉、运动和营养功能的障碍，如呈手套形、短袜形麻木，蚁走感和刺痛。属中医"痹证""麻木"范畴。"麻木"又称"不仁"在《内经》中有详尽的记载。麻者指肌肤发麻，非痒非痛，状如蚁虫爬行其中。木指肌肤木然，不知痛痒，临床麻木常同时并见，一般麻为木之渐，木为麻之甚。多以寒湿、痰瘀、脾虚、血虚论治。如《灵枢·寿夭刚柔》云:"寒痹之为病也,留而不去,时痛而皮不仁"。《金匮要略》血痹虚劳篇云:"血痹,外证身体不仁,如风痹状,黄芪桂枝五物汤主之"。

先师提出麻木一证,病在营血,既要养营又要和营再佐温通利湿,麻木方可消除,推崇以《内外伤辨惑论》的当归补血汤养营合《伤寒论》的桂枝汤和营,加附片的温通和茯苓的利湿。

龙某　58岁　病历号:2747

因四肢冷痛10余年,于1963年10月30日来院诊治。

患者10余年来四肢肘膝以下发凉麻木,膝内刺痛,得热痛减,遇寒痛增,每年冬季加重,并感双腿无力,上楼时更感困难,食纳差,二便调,久经中西药治疗,效果不明显。

检查:四肢皮肤外观无异常,肌肉未见萎缩,感觉较差,关节活动正常,苔淡黄,质稍暗,脉弦细小滑

诊断:末梢神经炎

辨证:气血两亏　寒湿阻痹

治法:养营和营　温通利湿

处方:生黄芪12克　当归6克　桂枝3克　白芍12克　炙甘草4.5克　制附片6克(先煎30分钟)　肉桂3克　杜仲4.5克　桑寄生12克　怀牛膝6克　茯苓6克　广陈皮3克

结果:上方每日1剂分2次服,共进5剂四肢发麻大减,原方2日1剂,续进5剂,诸症消失。正值严冬,去外地出差,亦未再出现四肢发凉麻木及疼痛等症。

按语:肘膝以下发凉麻木,病程10余年,久病属虚,系气血两亏之故,膝内刺痛,得热则减,遇寒加重,冬季明

显为寒湿痹阻之证。方以当归补血汤养营，双补气血，加杜仲、肉桂温通，茯苓、陈皮利湿，全方配伍得当，切中证类，故疗效卓著，10余年的顽疾，仅10剂即愈。

神经根炎

神经根炎以感染性多见，偶尔可因压迫性所致。主要病变在脊神经根，临床表现为麻木，疼痛及运动障碍。甚至伴有肌肉萎缩。属中医"痿证""麻木"范畴。"痿证"病名始见于《素问》专有"痿论"篇。而且确立"治痿独取阳明"这一法则。但临证仍须辨证论治。一般认为本病多为本虚标实之证，邪实突出者，常用清热、祛湿、化瘀等法，正虚明显者则投健脾益气、滋补肝肾诸法。

先师认为"痿证"者必先有正虚，然后才会招致风寒湿邪之侵入，凝滞经脉，经脉失养而致痿。故其治重在扶正补虚，既要益气血又应壮肝肾。在扶正基础上辅以通络，寒甚者温经通络，湿显者胜湿通络，风著者祛风通络且应配以针刺通调经脉，这是治痿较全面的法则，决不可拘泥于"独取阳明"矣。

益气血　壮肝肾　散寒湿而疗痿证

张童　女性　8岁　病历号：29564

右肩伸展困难2月余，于1959年11月13日来院诊治。

1959年8月23日，患儿因发热、头痛、呕吐而住入某军医院小儿科。当时查体见咽部充血，心肺腹无异常，有脑膜刺激症状，脑脊液检查细胞数及蛋白量轻度增加，经注射青霉素后，体温降至正常。但于9月6日出现左下肢及两肩疼痛。3天后左下肢及左肩疼痛消失，而右肩一直作痛，夜间尤甚，同时出现运动障碍。经会诊诊断为"神经根炎"，曾服用大量维生素 B_1、维生素C、复合维生素B及地巴唑等，并应用超短波、碘离子导入、体疗及按摩等疗法，右肩疼痛消失，但运动障碍不见恢复。

检查：发育中等，形体瘦弱，颜面略苍白，心肺腹未见异常，右肩部肌肉轻度瘫痪和萎缩，右肩较左肩水平高出约1.5厘米，两臂上举及前伸时右手抖动不定，且不能完全伸直。右肩胛向左肩胛移1~2厘米，向上移1.5~2厘米，向后凸出2~3厘米，脊柱向左弯曲，右手不能做细微动作，苔薄白，脉细弱。

诊断：病毒性神经根炎

辨证：气血两亏　寒湿凝滞

治法：益气血　壮肝肾　散寒湿

处方：生黄芪24克　当归9克　杜仲9克　桑寄生12克　茯苓12克　独活3克　川芎4.5克　秦艽3克　干地龙4.5克　伸筋草12克　陈皮3克　甘草1.5克　蛇胆陈皮末1支

针刺大椎及右侧肩髃、肺俞，平补平泻法。

结果：上方每日1剂水煎分2次服，蛇胆陈皮末每次半支，每日2次，针刺每周1次。针药并治1月后，病情明显好转，精神转佳，面色红润，体重增加1公斤，右肩活动明显改善，右手已可以写字及做细微动作，两臂上举及向前平伸时手抖已止。续服上方及配合针刺1个月后右肩运动恢复正常，两肩胛位置对称，脊柱无侧弯。

按语：本例右肩运动障碍，面白形瘦，苔薄白，脉细弱，均属气血两亏，寒湿凝滞经络所致。先师用芪归益气血、杜仲、寄生壮肝肾，陈皮、云苓除湿，川芎、独活、秦芄、地龙、伸筋草活络，再针刺大椎、肩髃、肺俞，活气血，调经脉，特别用蛇胆陈皮末驱风寒，通经络，实为奇用。针药并施，抓住本虚标实之病机，针药切证，故痿证得愈，右肩活动复常。

益气血　温肾阳　祛风湿而除麻木

赵某　47 岁　病历号：12160

因两上肢发麻 2 月余，于 1963 年 2 月 9 日来院诊治。

患者在 1962 年 9 月被自行车撞伤，当时有数分钟神志不清，醒后无不适。12 月初发现低头时从颈部沿上臂内侧至指端有麻木感，但不觉疼痛，严重时两手平放桌上或拿纸笔时，均可出现触电样麻木。曾在北京某医院颈部拍片，诊为"颈椎变形压迫神经根"，曾注射维生素 B_1、维生素 B_{12}，并用理疗、针灸等方法，均无效果，纳眠正常，口干喜热饮，二便通调。

检查：颈部无压痛，血压 116/80 毫米汞柱，苔薄淡黄，脉沉细弦。

诊断：颈椎变形

辨证：气血两亏　风湿阻络

治法：益气血　温肾阳　祛风湿

处方：生黄芪 15 克　潞党参 9 克　白芍 12 克　秦芄 10 克　制附片 9 克（先煎 30 分钟）　羌独活各 4.5 克　干地龙 4.5 克　黄柏 6 克　泽泻 4.5 克　枳壳 4.5 克　甘草 3 克

针双侧外关、曲池留针 30 分钟，点刺大椎结果：上方每日 1 剂，水煎分 2 次服。每晚睡前服云南白药 0.9 克，隔日针刺 1 次。针药治疗 1 个月，低头时上肢已无麻木感，但在晨起及下午疲劳时仍感发麻并有全身疲困。以上方加老鹳草 15 克、黄芪增为 30 克，隔日水煎服 1 剂，云南白药续服，针刺改用大陵、少泽，留针 30 分钟，并加梅花针扣打两前臂。又针药并治 1 个月后，病情大减，仅偶有轻微麻木，但为时短暂。为巩固疗效，以活络丹善后，每日 1 粒，共服 14 粒，诸症完全解除。

按语：《内经》云："营气虚则不仁，且气虚则不用，营卫俱虚则不仁且不用"。本例由外伤而致两上肢麻木，口干热饮，脉沉细。先师从营血立法，以生黄芪、党参、白芍益气血，附片温肾阳，秦艽、羌独活祛风、泽泻、枳壳行气利湿，地龙、老鹳草、云南白药通络，并配针刺通调经脉。气血得充，肾阳得振，经脉通达则麻木解除。

先师治麻木强调针药并用，特别是配以梅花针，常取脊柱两侧和感觉障碍的区域，手法的强弱随感觉恢复的程度而定，麻木重时扣打手法重之，麻木转轻时扣打手法轻之。梅花针可通达经脉，配合药物疏经活络可以提高疗效。

癫痫持续状态

泻肝解毒法救治重症抽搐

癫痫以突然扑倒，尖声嚎叫，不省人事，口吐涎沫，两目上视，肢体抽搐，移时苏醒为主要表现，间歇期，一如常人，可反复发作，是脑部兴奋性过高的某些神经原突然过度的高频放电引起的脑功能短暂异常。癫痫属中医"痫证"范畴，《内经》称为"癫疾"，《千金要方》称为"癫痫"，多因先天禀赋受损，气血瘀滞或惊恐劳伤过度，肝脾肾三脏功能失调，使痰壅风煽，上扰清窍而痫证发作。其治多以豁痰息风，开窍宁神为法。

先师提出痫证皆因肝风内动所致，特别以肝阳为主，常由肝阳化火，热极生风，风动痫作，故治疗应以泻肝解毒为主，热除风熄，痫作乃止。常投龙胆泻肝汤为主方并配合针刺清肝镇痉宁神，方能收效。

冯某 33岁

因高热、昏迷、抽搐连续发作9天而住入北京某医院，于1959年10月26日请先师会诊。患者自10月1日开始有全身不适，低热思睡，服复方阿斯匹林两周后热退，但17日突然意识不清，左面抽搐，继而延及全身抽动，口吐白沫，小便失禁，体温增高，当日抽搐6次，第二天转入深度昏迷，抽搐达10余次而于10月19日住入北京某医院神经科，既往有癫痫史。入院诊断：高热待查，癫痫持续状态。当时体温39.2℃，血压120/80毫米汞柱，深度昏迷，对针刺无反应，双侧对光、角膜反射均迟钝。颈部有中度抵抗，心肺正常，肝脾各在肋缘下1横指，质中等。肌张力普遍减低。病理反射未引出，腰穿压力70毫米水柱，脑脊液化验正常。

入院后给予青、链、氯霉素及土霉素等控制感染，鲁米那钠肌肉注射，但高热不退，抽搐不止。后用阿米妥肌肉注射及水合氯醛等灌肠，也只能控制抽搐约1~2小时，药后仍抽搐不止，1日增至40余次。体温波动在38~40℃之间，血压114~140/60~95毫米汞柱，脉搏100~160次/分，

10月20日呛咳痰多，两肺满布湿啰音，床边拍胸片显示右下肺炎，血常规检查白细胞数增高。乃加用四环素及鞘内注射鲁米那钠，外敷冰袋，但病情仍无改善。10月25日起伴有胃出血，给予人工冬眠，抽搐依然不止，10月26日病情更加恶化，抽搐大小发作达百次，急请先师协助抢救。

检查：神志昏迷，高热无汗，抽搐不止，小便短赤，苔黄燥，脉弦数。

诊断：癫痫持续状态

辨证：邪热郁闭　肝风内扰

治法：泻肝解毒

处方：龙胆草6克　生栀子9克　蒲公英24克　射干6克　白芍18克　泽泻6克　茯苓15克　银花12克　黄芩9克　枳壳6克　蝉衣6克　石菖蒲9克　甘草3克　羚羊粉3克（分冲）

针泻神门（双侧）、刺大椎、期门（右侧）

结果：上方每日1剂水煎分2次服，针刺每日1次，并建议撤去冰袋。服上方第1煎后抽搐停止6小时，体温降为38℃，但以后抽搐又作，续进4剂，昏迷程度略有好转，对光及角膜反射稍能引出。10月29日昏迷又加深，体温升至39.4℃，伴有气粗喘咳，鼻扇无汗，脉浮数而紧，此乃表邪闭阻，肺经郁热，速以加味麻杏石甘汤主之，处方如下：

生石膏60克　白芍18克　桂枝6克　杏仁泥6克　麻黄4.5克　生姜9克　炙甘草6克　牛黄清心丸1粒

上方1剂水煎分2次服，牛黄清心丸每次1粒，每日2次。身有微汗，体温稍降，抽搐也有减轻。昏迷后11天来未见大便，给予灌肠，流出少量脓液，镜检有大量脓细胞，同时腹胀坚满，抽搐每日仍有20余次，脉数而洪实，苔黄腻燥。此为痞满燥实，热结不下，需急下存阴，峻下热结，大承气汤主之，处方如下：

生军18克　芒硝12克　枳实9克　厚朴6克　六神丸20粒（分冲）

服药2剂，排出大量黑色球状硬结之大便，体温下降，对光及角膜反射稍灵活，昏迷程度减轻略能睁目，抽搐减为大小发作每日10余次，脉浮数，苔黄燥。但3天后体温又升并咳黄脓痰，培养为绿脓杆菌，对各种抗生素均不敏感，颅压增高，抽搐次数增多，采用减压法，46分钟内放出脑脊液13毫升，术时抽搐止，术后抽搐又作，静脉点滴促肾上腺皮质激素，口服多黏菌素，苔黄燥，脉浮数。此为痰火闭窍且病后一直无汗，予以邪从汗出表解，而使热清，痰豁，窍开，毒解。处方如下：

黄芩9克　银花18克　粉葛根6克　枳壳6克　川贝母9克　茯苓18克　竹柴胡6克　蒲公英24克　白芍18克　甘草3克　犀黄丸9克　牛黄清心丸2粒　分2次冲服。

药后晚6时许，汗出增多，7时汗已出透，10时汗渐止，体温当即降为38.3℃，抽搐显著减少，神志稍清。次日体温降为37.3℃，神志明显好转，已能含糊其词，抽搐只有小作，每日10次左右。上方去粉葛根加石菖蒲6克，犀黄丸、牛黄清心丸继服，服1剂后，四肢略能活动，语言渐清，仅面部肌肉有数次轻微抽动，苔黄，脉弦细。痰热实邪已退，重在养阴清热，兼扶正气，处方如下：

银柴胡6克　寸冬6克　潞党参8克　阿胶珠15克　何首乌12克　元参12克　茯苓12克　生栀子6克　白薇6克　青蒿6克　白芍18克　蒲公英18克　石菖蒲6克　炒麦芽12克　川贝母6克　犀黄丸6克　牛黄清心丸1粒

分冲。

上方共服 5 剂，神志全清，抽搐停止，体温正常，化验白细胞正常，能自行进食及大小便。惟左腿行走欠灵活，隔日针左足三里、三阴交、昆仑、太溪、行间、太冲等穴。逐渐恢复，出院以饮食调养。

按语：本例邪热内陷，引动肝风，扰乱心神而见高热无汗，神志昏迷，抽搐不止，尿短赤，苔黄燥，脉弦数，故第一步以龙胆泻肝汤为主方泻肝解毒，开窍化痰。方中龙胆草、栀子、黄芩、白芍清其肝经风热；蒲公英入肝经，清热解毒，射干清热解毒而消痰涎，两者佐入既助君药泻肝，又能兼以解毒化痰，为先师的特殊用药。再配枳壳、菖蒲的行气开窍，茯苓、泽泻的渗湿，蝉衣、银花的解毒，羚羊的息风，泻神门宁神，刺大椎、期门疏肝，配伍得法而诸症减轻。

第二步，因邪热壅盛，郁蒸肺金，肺失肃降而见咳喘气粗，鼻扇无汗，脉浮数而紧。逐改麻杏石甘汤化裁以清肺热，宣肺气。先师在方中加用桂枝以助麻黄解表宣肺，姜草调和诸药，白芍柔肝保阴并配牛黄清心丸加强清热之力兼以开窍醒神，药后身热渐退，抽搐有减。

第三步，因出现阳明腑实征象，大便 8 日未行，腹胀坚满，热结不下，苔黄腻而燥，脉数而洪实。急需导滞通腑存阴，故改投大承气汤原方攻下泻热，再配六神丸，清热解毒。药后燥屎得下，神志渐清，抽搐大减。

第四步，因病后一直未汗，热邪没有尽除，以致 3 天后体温又升，抽搐次数增多，咳黄脓痰。此时治重透表清热，开窍解毒。用葛根升阳发表，解肌透汗，配合黄芩、银花、蒲公英清热，竹柴胡、枳壳行气开窍，川贝母、茯苓祛痰，犀黄丸、牛黄清心丸解毒。加《伤寒论》的芍药甘草汤舒筋解痉来缓解抽搐。药后经汗出 4 小时，邪热从汗而解，窍开神情，病势从此逆转。

最后以养阴清热，兼扶正气收功，养阴用寸冬、首乌、阿胶珠、白芍、元参。清热用银柴胡、白薇、青蒿、蒲公英、栀子。这些均为先师善用的养阴清热之品。因为先师认为阴虚内热之清，要抓住清肝，佐以滋肾。本例历经邪热腑实，真阴必伤，虚热必盛，故苔黄脉细。其善后收功离不开滋真阴而清虚热。兼扶正气，用党参、茯苓，再配和胃的炒麦芽和菖蒲，特别是菖蒲一味，医者只知其芳香开窍之力，疏忽其和中辟浊之功。《本草从新》认为菖蒲"去湿除风，逐痰消积，开胃宽中"。本方用菖蒲一则开窍利于止抽搐，一则开胃，利于善后扶正。

本例病情凶险复杂，病程中出现各种见证，临诊多次变法。分清主次，掌握关键，转危为安，如处理稍有不慎，必会急转直下。足见先师辨证论治之精妙。

再生障碍性贫血

再生障碍性贫血是骨髓造血障碍的综合病证，临床表现为周围血象中红细胞、白细胞、血小板三者均减少，疲劳无力，出血和反复感染，属中医的"虚痨""血证"范畴。常见之于气血两亏或脾肾阳虚。其治多以益气补血或健脾温肾立法，常用人参养荣汤、归脾汤、金匮肾气丸、十全大补丸等主方加减。

先师认为再生障碍性贫血，是本虚之证，涉及心、肝、脾、肾四脏，但阴虚是其主要本质，内热是其主要表象，故滋阴清热为其治疗大法，滋阴主药是生地黄、阿胶珠、天麦冬、元参和沙参。清热药是竹柴胡、白薇、青蒿、丹皮和知柏。在临证时还应分辨其证，见头晕心悸者佐平肝健脾法。见头晕出血者，佐平肝凉血法。只要辨证得当，用药得法，再生障碍性贫血这种疑难重证同样可以获效。

以滋阴清热　平肝健脾立法　调治虚劳

王某　女性　52岁

因心悸气短，面色苍白1年，于1953年6月1日来重庆先师诊所求治。

患者近年来自觉头脑作鸣，昼夜不止，头晕作呕，日晡潮热，心悸气短，两腿酸软，步履沉重，睡眠欠佳，不思饮食。曾在重庆数家医院治疗8个月，经骨髓穿刺诊断为"再生障碍性贫血"。共输血14次计3300毫升，输骨髓1次，骨髓内输血1次4毫升。曾用叶酸，肝精、维生素B_{12}、维生素C、维生素K等治疗，均不见好转，于1953年5月23日出院，出院时血色素为2.5g/dl，红细胞86万/mm^3，白细胞3950/mm^3，血小板4万/mm^3。来诊时已不能行走，动则心悸气短，头晕目眩，每日下午均有低热。

检查：慢性病容，面色苍白，精神萎靡。甲床、唇、颊黏膜均无血色，舌质淡红，光滑无苔，脉细数。

诊断：再生障碍性贫血

辨证：肝肾阴虚　虚热上扰

治法：滋阴清热　平肝健脾

处方：生地黄18克　银柴胡6克　嫩白薇4.5克　丹皮6克　茯苓12克　浙贝母12克　薄荷3克　知母3克

夏枯草 12 克　厚朴花 6 克

　　结果：上方每日 1 剂水煎分 2 次服，进 2 剂后，突然腹痛，一夜水泻 7～8 次。复请先师诊治。先师认为因外感风寒，内挟水湿所致。本着急则治标的原则，先予疏散风寒，分利水谷，处方如下：

　　防风 3 克　白芍 12 克　甘草 2.4 克　云苓 12 克　泽泻 4.5 克　沙参 9 克　枯黄芩 4.5 克　干姜片 4.5 克　生姜 6 克

　　服上方 1 剂，腹痛腹泻即止，又续服初诊方 3 剂后，头晕恶心均有减轻。守法加药续进，处方如下：

　　生地黄 18 克　麦门冬 12 克　天门冬 12 克（去心）元参 12 克　银柴胡 6 克　嫩白薇 6 克　知母 3 克　丹皮 6 克　盐黄柏 3 克　浙贝母 12 克　橘络 9 克　蒲公英 30 克　潞党参 12 克

　　服上方 4 剂，精神好转，食纳增加，潮热渐退，心悸气短减轻，体力改善。再服 13 剂后，精神食欲均明显好转，面色渐转红润。但自 8 月 1 日下午出现左侧小腹隐隐作痛，再以原方酌加理气止痛之品。处方如下：

　　生地黄 18 克　银柴胡 6 克　白薇 6 克　蒲公英 30 克　金铃子 9 克　浙贝母 12 克　茯苓 12 克　金钱草 24 克　小茴香 3 克　丹皮 6 克　知母 4.5 克

　　上方进 2 剂后，小腹疼痛消失，脑鸣也减。仍宗原法续进，处方如下：

　　生地黄 18 克　银柴胡 6 克　怀山药 15 克　茯苓 12 克　浙贝母 12 克　丹皮 6 克　炒苡米 24 克　夏枯草 18 克　厚朴花 6 克　冬瓜皮 12 克

　　上方服半个月后，又加寸冬 9 克，白芍 9 克，白薇 9 克，共进 30 剂，饮食倍增，精神好转，头晕脑鸣，两腿酸软均消失。但自 9 月起左眼视物不清，目内发热，证属肝经风热上扰，治拟养阴平肝。处方如下：

生地黄 24 克　山茱萸 6 克　麦冬 12 克　菊花 12 克 蒙花 4.5 克　白蒺藜 6 克　盐黄柏 3 克　丹皮 6 克　夏枯草 18 克　茯苓 12 克　石决明 18 克　泽泻 4.5 克

上方进 4 剂后，视物清楚，目内发热消失，苔薄润，质正常，脉数减，共治疗 80 天，1953 年 1 月 27 日患者家属来信，谈及病人已完全恢复正常，并能参加一般的体力劳动，不感疲乏，血象检查也已完全恢复正常。

按语：本例头晕脑鸣，日晡潮热，两腿酸软，步履沉重，心悸气短，苔净质红，脉细数，均属阴虚潮热之证。治当滋阴清热为主，兼以健脾补气，故用生地滋阴，银柴胡、白薇、丹皮、夏枯草、知母清热，茯苓健脾。因不思饮食，虑及滋阴碍胃，加厚朴花宽中利气，开郁化湿，滋而不腻。薄荷清利头目，既治头晕脑鸣，又入肝经，清肝并引药入肝经。先师此处用浙贝母，并非取其散结化痰之功，而是用其苦寒之性助君药清热之力，较为特殊。

其间因外感风寒，内挟水湿而腹痛水泻，改投痛泻要方化裁，用防风疏散风寒，白芍、甘草止腹痛，云苓，泽泻渗湿，利小便实大便止水泻，沙参，枯黄芩兼顾阴虚内热之本质。特点是生姜、干姜同用，以生姜散风寒，干姜温中土，腹痛可除。由于配方巧妙，腹痛水泻 1 剂即愈。

再以滋阴清热，平肝健脾法加药续进，在初诊方的基础上滋阴加天麦冬、山茱萸、元参，清热加盐黄柏、蒲公英，平肝加夏枯草、金铃子、金钱草，健脾加党参、苡米，后因左眼视物不清，目内发热，又加重清肝平肝明目之品，如蒙花、菊花、石决明、白蒺藜。由于认证准确，配方得宜，故如此疑难重症，仅服汤剂 61 剂而获效果，得到控制。

以滋阴清热　平肝凉血立法　控制血证

倪某　36 岁　病历号：10146

因鼻及皮下出血 1 年余，于 1957 年 1 月 31 日来院诊治。

患者自 1956 年 2 月发现疲乏无力，头晕眼黑，嗣后日渐加重，并常有鼻及齿龈出血，皮肤也见出血点及紫斑。因尚能坚持日常工作，故未做治疗。1957 年 4 月中旬，出现发热，皮肤及巩膜发黄，腹胀纳呆，尿黄，大便灰白。于 4 月 16 日住入北京某医院。当时检查全身皮肤及巩膜黄染，前胸皮肤有多处出血点。肝可触及，有压痛。束臂试验阳性，化验检查全血减少，血色素 7.5g/dl，红细胞 207 万 /mm³，白细胞 1900/mm³，血小板 57000/mm³，网赤 0.2%，血胆红素 10mg%，黄疸指数 60 单位。尿三胆阳性，纤维蛋白原 0.1g/dl，出凝血时间正常。曾诊断为：①贫血原因待查。②肝炎。经中西药及输血 1800 毫升后，黄疸渐退，红细胞及血色素逐渐增加，但白细胞及血小板仍低，且常有鼻衄及皮下出血，感觉疲乏无力，头晕眼黑。经骨髓穿刺确诊为："再生障碍性贫血"。

检查：发育良好，营养较差，全身浅表淋巴结无肿大，两侧小腿部有多处散在出血点。心肺未见异常，腹平软，肝脾未触及，血化验血色素 12g/dl，红细胞 370 万 /mm³，白细胞 2700/mm³，血小板 34000/mm³，网赤 0.5%。苔淡黄而腻，脉弦大无力。

诊断：再生障碍性贫血

辨证：阴虚肝旺　迫血妄行

治法：滋阴清热　平肝凉血

处方：生地黄24克　阿胶珠12克　山萸肉6克　潞党参18克　银柴胡6克　青蒿6克　丹皮6克　知母6克　黄柏6克　茯苓12克　泽泻4.5克　青皮6克　丹参6克　夏枯草18克　川贝母6克

结果：上方每日1剂，水煎分2次服，进8剂后，疲乏无力，头晕眼黑减轻，食欲增加，但皮下仍有紫斑及小出血点，每隔3~4日即有鼻衄，脉仍数大无力，原方续服16剂，精神转佳，皮下出血逐渐减少，血象也有好转。白细胞上升为3200/mm^3，血小板62000/mm^3，网赤1.8%，脉象较前有力，苔腻转薄，但仍有鼻衄。原方服到8月底停药，以前方10倍量制成药膏，每日2次，每次用白开水兑服1汤匙。共服药膏两料后，精神食欲继续好转，紫斑消失，小出血点大减，唯鼻衄仍存。化验血象，白细胞已上升到4600/mm^3，血小板7万/mm^3。药膏照服，再配合针刺，隔日1次。取补双侧足三里，留针30分钟，起针后点刺大椎、中脘、右期门。

10月中旬出现腹胀，且逐渐加重，小溲短赤，但精神食欲尚可。检查见腹部膨隆，但无波动感及明显的移动性浊音，苔腻脉弦大。脾肾阳虚，水湿内停，改用温肾健脾，行气利水法，处方如下：

制附片12克（先煎30分钟）肉桂6克　苡米30克　泽泻6克　苍术12克　黄柏4.5克　冬瓜皮15克　青皮4.5克　茯苓皮15克　大腹皮4.5克　老姜皮3克　车前子9克（包）炒鸡内金9克

上方每日1剂水煎分2次服，进4剂后尿量增加，腹胀减轻，原方再服 15 剂。至 12 月初，腹胀及皮下出血点均消失，遂改以益气健脾的香砂六君子丸，每日 2 次，每次 6 克，连服 1 个月，一般情况良好，但仍时有鼻衄，脉浮大无力。于 1958 年 1 月，每日用生黄芪 30 克煎服，重在补气，共 20 天后，无自觉症状，一般情况良好，脉象较有力，但鼻衄未止，血象未再好转，改服养阴清热药膏服用，处方如下：

生地黄 240 克　阿胶珠 120 克　寸冬 180 克　山萸肉 90 克　山药 180 克　茯苓 180 克　知母 60 克　黄柏 30 克　青皮 60 克　川贝母 60 克　丹皮 150 克　甘草 30 克

上方浓煎，以白蜜收膏，每日服 1 汤匙，共服 2 料（约 5 个月），血象逐渐好转，白细胞维持在 4200~5400/mm^3 之间，血小板 18 万 /mm^3，红细胞 450 万 /mm^3，血色素 14g/dl。鼻衄明显减轻，10~15 天 1 次，量少。

至 1958 年 6 月，时值夏至，因夏至阴生，治疗以回阳为主，用附子生姜羊肉汤，处方如下：

生附片 60 克　生姜 30 克　羊肉 500 克

上方炖服，每 3 日 1 剂，共进 12 剂，药后精神，体力明显好转，鼻衄也完全停止。为巩固疗效，每晨空腹吞服三七粉 1 克，连服半年。经过 2 年半的追踪观察，血象正常，情况良好，能坚持正常工作。

按语：本例齿衄、鼻衄、肌衄，均属血证范畴。患者伴有头晕眼黑，疲乏无力，苔淡黄，脉无力，均系阴虚肝旺，迫血妄行之象，故治重滋阴清热，平肝凉血法，在组方中，先师除善用滋阴清热平肝的生地、银柴胡、夏枯草诸品外。还特殊配用青皮、丹参和川贝母三味。青皮入肝脾两经，疏肝消积，可助君药平肝健脾之力。丹参活血祛瘀又清血热，既增平肝之功又可凉血止血。川贝母苦寒清肺，肺肾同源，清肺润燥利于滋肾清热，三味均为先师特殊用药。此外还采取针药并施的方法，针刺足三里、中脘、大椎和右期门，以调肝健脾，增助药效。为巩固疗效，在病情稳定后，即以原方10倍量改为浓煎白蜜收膏的药膏方常服，配以晨起吞服三七粉调和气血。由于切中病机，巧妙组方，使年余痼疾得以控制。

在治疗期间，病情变化，出现腹胀尿少，苔腻脉大的脾肾阳虚，水湿内停证，先师及时更换治法，投以温肾健脾之剂，用附子、肉桂温肾，加二妙丸健脾燥湿，其中黄柏苦寒又反佐附桂之温燥，配苡米、泽泻、车前子、炒鸡内金健脾利湿和胃。又宗《中藏经》五皮饮方意易陈皮以青皮，改桑白皮以冬瓜皮加强行气利水之力。仅进4剂，尿量增加，腹胀减轻，共15剂腹胀及肌衄均除，再以香砂六君子丸和一味生黄芪，每日30克煎服，益气健脾，巩固疗效。

病情控制到夏至，阴生之时，又及时以回阳扶正立法，用附子生姜羊肉汤炖服，配吞三七粉调和气血而收功。

本例前后用药，始终紧扣病机，逐步深入，随病情之演变，灵活施法，药也相应而变。先师这套治血之道，完全遵循张景岳治血证，辨火之有无，气之虚实的古训。故为效治。《景岳全书》云："凡治血证，须知其要，而血动之由，惟火与气耳。故察火者，但察其有火无火；察气者，但察其气虚气实。知此四者，而后所以，则治血之法无余义矣"。也足见先师临证功底之深厚。

进行性肌营养不良症

宜攻补兼施　针药并用　益气血　利湿热　通经络

进行性肌营养不良症为一原因不明，有家族遗传倾向的肌肉变性疾病。临床表现为进行性加重的肌肉无力和萎缩。属中医的"痿证""痿"范畴。《素问》专有"痿论"篇。提出"治痿独取阳明"之说，云："阳明者，五脏六腑之海，主润宗筋，宗筋主束骨而利机关也。冲脉者，经脉之海也，主渗灌溪谷与阳明合于宗筋，阴阳宗筋之会，会于气街而阳明为之长，皆属于带脉，而络于督脉，故阳明虚则宗筋纵，带脉不引，故足痿不用也。"

中医治痿，扶正祛邪兼顾。邪实者用清热化湿祛瘀法，正虚者用健脾益气，滋补肝肾法，日久者佐活血通络之品。应忌用温燥药，以免伤阴助热。先师认为治痿病务必注意湿热之夹杂，经络之闭阻。因此清利湿热，疏风通络应当视为治痿的大法之一，不可忽视。而且利用针刺调气活血的作用，配合药物，是提高疗效的必要辅助。

李某　男童　3 岁　病历号：29635

因全身无力，活动行走困难 7 个月，于 1959 年 11 月 30 日来院诊治。

患儿自 1959 年 5 月发现不能独立上台阶，以后逐渐加重，站立时不能蹲下，蹲下后不能站起，行走不能持久，且经常跌倒，翻身也感困难，只能由仰卧转为侧卧，不能由俯卧转为侧卧或仰卧。曾按小儿麻痹症用针灸及各种物理疗法治疗 5 个月，均不见效。后在北京医院及儿童医院做系统检查并经专家会诊，确诊为"进行性肌营养不良症"。近 1 个月来病情逐渐加重，周身无力，活动更感困难。患儿为首胎，足月顺产，牛乳哺养。10 个月能站，1 周岁可以行走。家族中无同样病史。

检查：发育营养中等，神清合作，面色潮红，皮肤干燥，肢体动作不灵活，不能上下台阶。虽可在平地上行走，但摇摆不稳，且不能持久也不能自主站起或蹲下。由蹲位站立时，需两手扶于膝上，非常费力。肩部肌肉萎缩，举臂时肩胛骨内缘稍离胸壁，呈轻度鸟翼羽，上臂较前臂为细，臀部肌肉呈假性肥大。肝在肋缘下 1 横指，无压痛。心肺未见异常。左侧膝腱反射略可引出，右侧膝腱反射消失，皮肤感觉正常。苔白腻有剥脱，脉细而稍数。查尿液肌酸 110 毫克 /24 小时（正常值 0～200 毫克 /24 小时），肌酐 0.1936 克 /24 小时（正常值 0.7～1.5 克 /24 小时）。

诊断：进行性肌营养不良症

辨证：气血两虚　湿热阻络

治法：益气血　利湿热　通经络

处方：生黄芪 15 克　当归 9 克　怀牛膝 6 克　茯苓 12 克　干地龙 3 克　独活 3 克　桑枝 12 克　秦艽 3 克　陈皮 3 克　苍术 6 克　黄柏 4.5 克　泽泻 4.5 克　甘草 1.2 克

针刺肩髃、曲池、曲泉、外关、足三里、大椎平补平泻

结果：上方水煎服，2 日 1 剂，针刺每周 1 次。进服 10 剂，针刺 3 次后患儿活动较前灵活。再加服三七粉每日

0.6 克，蜂王浆 100 毫克，1 个月后病情逐渐好转已能自行翻身，扶持下可上台阶，右侧膝腱反射可以引出但仍较弱。上方 10 倍量熬膏，1 日 2 次，每次白开水兑服半汤匙，逐渐能灵活地蹲下及站起，扶持下可以上楼。共服完 3 料药膏，针刺每周 1 次，活动增加，动作也较灵活，可以随意蹲下及站起，并能同小朋友一起做各种游戏，但膝腱反射仍弱，肩部肌肉仍有萎缩。再以原方加杜仲 12 克、熟地黄12 克、桑寄生 10 克、怀山药 6 克、蛇床子 3 克、苡米10 克、蒲公英 6 克熬膏，续服 2 料后，患儿活动已大有进步，能自如地在平地上走动、跑步，自行上 2~3 楼也不感困难，为巩固疗效，嘱再服药膏 1 料，并每晚服云南白药0.6 克，共治疗 1 年 5 个月。

1962 年 6 月 15 日复查：患儿已入托儿所年余，体力充沛，活泼好动，跑跳自如，上下楼毫无困难，与同年的健康小孩无任何差异，肩部肌肉萎缩已恢复，翼状肩胛及臀肌假性肥大完全消失。1963 年 2 月 22 日复查，生长发育、活动均正常，化验尿肌酐 1.03 克 /24 小时，肌酸 62.5 克 /24 小时。

按语：本例痿证迁延，且伴面色潮红，皮肤干燥，苔白腻，脉细数，证属气血两虚，湿热阻络，以虚为主，夹杂湿热。方以生黄芪重用为君药，温分肉，实腠理，补中气，健脾胃；当归、熟地补血养肝以柔筋；杜仲、桑寄生、牛膝、蛇床子补肝肾、强筋骨；陈皮、山药、甘草行气健脾和中；地龙、独活、桑枝、秦艽疏风通络；四妙丸、蒲公英、茯苓、泽泻清热利湿；三七生血养血和血，云南白药行气活血。

脊骨手足痿证是为督脉宗筋之病。先师认为治痿需理督脉兼养宗筋，针刺是最好的配合，取手足阳明的肩髃，曲池，足三里，足阳明胃经的募穴中脘，足厥阴肝经的合穴曲泉、督脉手足三阳之会的大椎，共奏调气活血，疏通经络，柔养宗筋的作用。

进行性肌营养不良症属难治的慢性病，方药奏效后，改用 10 倍量的白蜜熬膏，坚持常服，巩固疗效，这也是先师治疗慢性病的用药特色。

脊髓空洞症

脊髓空洞症是脊髓慢性进行性变性疾病。其病理特征为脊髓中央部的空洞形成，临床特点为肌肉萎缩和阶段性分离性的感觉障碍，一般是痛觉、温觉缺失而触觉及深感觉正常，而这种分离性感觉缺失分布呈"马甲"型，常有手部肌肉萎缩。属中医"麻木"范畴。

先师认为脊髓空洞症系"营卫俱虚则不仁且不用"。皆在于气血两亏，营卫不和，寒湿之邪乘虚袭入，留阻经络，血脉失养所致，故其治应以补益气血为大法，辅以温经除湿。常投《内外伤辨惑论》的当归补血汤加味为主方。在组方时有两个不可忽视的配伍。一是防滋腻碍胃而佐醒脾开胃；二是防温燥伤津而佐苦寒敛津。另外脊髓空洞症系慢性难治病，在取得初效后，常需改成丸剂缓图而收痊愈之功。

先师治脊髓空洞症还特别强调针药并施。一方面可取双侧足三里针刺留针 30 分钟健脾益气；另一方面可用梅花针扣打脊柱两侧和感觉障碍区以便调和气血营卫，均可助药效之发挥。

补益气血　温经除湿　佐以醒脾开胃而疗麻木

阎某　30岁　病历号：321117

因两腿酸软无力6~7年，肩背酸困麻木1年余，于1962年12月25日来院诊治。

患者自1955年以来，自觉两腿无力，站立欠稳。到1961年开始背部发麻，去北京协和医院神经科检查被疑为"脊髓空洞症"（胸3~胸8节段），经超短波治疗1月余无效。同年8月左侧乳腺囊肿切除术，术后背部发麻及两腿酸软无力加重并出现腰酸。1962年5月在北医三院神经科检查，确诊为"脊髓空洞症"，（胸3~胸10节段）。经口服维生素 B_1、酵母片及维生素 B_{12} 等治疗7个月，病情仍未见好转且逐渐发展，两上肢也见麻木且颤抖，至11月检查，麻木已发展到胸12及腰1节段。纳差带多，二便尚调。

检查：胸2~腰1节段痛、温觉均消失。胸骨前区及两侧腋下十二肋以下至髂骨上缘有痛感，较迟钝。但全身触觉正常，四肢及头面部感觉正常。生理反射存在，病理反射未引出，未见肌肉萎缩现象，苔薄淡黄，脉沉细弦。

诊断：脊髓空洞症

辨证：气血两虚　寒湿阻络

治法：补益气血　温经除湿　佐以醒脾开胃

处方：生黄芪24克　当归9克　生熟地各15克　潞党参12克　白芍12克　桑寄生12克　怀牛膝6克　苡仁米24克　制附片9克（先煎30分钟）　羌独活各6克　伸筋草9克　广陈皮6克　川芎6克　砂仁3克（打）　甘草3克

针足三里双侧、外关双侧留针 30 分钟。胸腹背部扣打梅花针

结果：上方每日 1 剂，水煎分 2 次服，每周针治 3 次。半个月后，在扣打梅花针时自觉腹部有轻微痛感，同时背麻，肩酸及腰腿酸软均见好转。手麻颤抖消失。因服汤药不便而按前方化裁，配成丸药常服，处方如下：

生黄芪 180 克　当归 60 克　生熟地各 150 克　潞党参 60 克　白芍 60 克　桑寄生 90 克　怀牛膝 60 克　苡仁米 90 克　肉桂 30 克　羌独活各 30 克　干地龙 30 克　广陈皮 24 克　川芎 30 克　砂仁 15 克　甘草 15 克

上药炼蜜为丸，每丸重 9 克，每天 2 次，每次 1 丸，并加服三七粉，每晨冲服 0.6 克。治疗 35 天后，经检查胸 4～胸 6 节段痛、温觉明显减退，胸 7～胸 9 节段痛、温觉轻度减退，胸 9～腰 1 节段痛、温觉接近消失，胸骨前区感觉正常。继续服丸药及针治。自觉胸腹部之感觉较前逐渐灵敏，体力已有增进。再服丸药共 5 料，一年后肩背酸困麻木及两腿酸软基本解除。1964 年 1 月 30 日改服大补气血方，处方如下：

生黄芪 60 克　生地黄 30 克　潞党参 30 克　大枣 10 枚 砂仁 6 克　猪脊髓 1 条　猪排骨 750 克

上方 3 日 1 剂，水煎服，共服 10 剂，1964 年 4 月 7 日复查，仅脐周有一小片痛觉减退外，其余均恢复正常。

按语：本例腿酸软无力，肩背酸困麻木，且有腰酸，纳差，白带，脉沉细，足证系气血两虚，寒湿阻络。故以当归补血汤加生熟地、潞党参补益气血，配以补肾的桑寄生、牛膝增其补力。温经除湿用制附片、羌独活、苡仁米、川芎和伸筋草，考虑到纳差和滋腻碍胃佐以砂仁、陈皮醒脾开

胃。用芍药甘草汤可助君药的镇痛作用。针刺足三里、外关健脾益气，通调三焦，梅花针扣打胸腹背部调和气血营卫均可辅助药力。后改配蜜丸，仅换两味药，一味是用肉桂取代制附片温经，因考虑到丸药，用肉桂同样有温经之力且可防止附片之温毒生变；一味是用干地龙代替伸筋草加强活络之力。并晨服三七粉以调和气血，共服一年麻木诸症基本解除，然后改用大补气血方，芪参补气，生地大枣养血，砂仁醒脾开胃，补而不滞。并以中医传统的"同种疗法""以脏补脏"，加入猪脊髓和猪排骨同煎分服而基本控制了难治的麻木证。

补益气血　温经除湿　佐以苦寒敛津而止麻木

田某　38岁　病历号：28770

因左下肢麻木3年余，于1959年8月来院诊治。

患者自1956年开始发现左下肢对冷热感觉迟钝且日渐加重。1957年常因左足置于热水中，不知冷热而烫伤起泡，同时左下肢感觉消失，走路常摔倒。同年10月住入北京某医院，入院时检查颅神经正常，上肢运动、感觉均良好。左下肢肌力减弱但活动范围尚可。双下肢腱反射亢进，其感觉从左侧胸8以下痛温觉消失，触觉良好。腰椎穿刺压力正常，无阻塞现象。脑脊液常规检查亦未见异常。经专家会诊，诊断为"脊髓空洞症"，住院约1个月，用青霉素鞘内注射，每次1万单位，每周2次，共注射6次，出院后继续在门诊治疗6个月，采用深部X线照射，每周2次，每次150拉德，照射胸6～胸8，胸9～腰2，因疗效不明显，于1958年6月停止治疗。

检查：发育营养中等。四肢关节外形及运动均正常。左下肢痛、温觉消失，触觉及深感觉均存在，无肌肉萎缩。苔薄白舌尖红，左脉沉细，右脉沉滑。

诊断：脊髓空洞症

辨证：气血两虚　寒湿阻络

治法：补益气血　温经除湿　佐以苦寒敛津

处方：生黄芪 24 克　当归 12 克　桑寄生 6 克　怀牛膝 9 克　茯苓 12 克　泽泻 4.5 克　广陈皮 4.5 克　蒲公英 18 克　黄柏 4.5 克　蝉衣 6 克　甘草 2.4 克

梅花针扣打腰骶常规刺激部位并轮换取左侧足胃经、膀胱经、胆经、脾经之循行线路

结果：上方每日 1 剂水煎分 2 次服。梅花针隔日 1 次，每次扣打 20~30 分钟。治疗第 6 天，左足盘腿而坐时有麻感，并偶尔出现放射性疼痛。在第 18 天用梅花针扣打胃经时，膝以上有轻微疼痛，膝以下呈麻感。又过半月后在洗澡时发现左下肢已有冷热感觉，但不能辨出冷热的程度。仍宗前法，原方去泽泻，将蝉衣改为 3 克，加杜仲 9 克、肉桂 3 克，隔日 1 剂或 3 日 1 剂水煎服。治疗第 3 个月后，左下肢冷热感觉大部恢复，痛感明显增强，左下肢肌力较前增进，迈步灵活有力，跌倒现象大为减少。改为每周针治 1~2 次，每 2~3 日水煎服药 1 剂，治疗半年后走路完全正常，无跌倒现象出现。治疗 9 个月后，检查左侧胸 8 以下痛温觉基本恢复正常，仅略差于对侧，苔脉如常，停服汤药及针治，改服丸药以巩固疗效。处方如下：

生黄芪 24 克　当归 120 克　桑寄生 120 克　怀牛膝 30 克　广陈皮 30 克　蒲公英 180 克　蝉衣 60 克　甘草 30 克　桑枝 120 克　车前子 60 克　独活 60 克　秦艽 60 克

上药共研细末，炼蜜为丸，每丸重 6 克，每日服 2 次，

每次服 1 丸。共追踪观察 3 年，情况一直良好。

按语：本例下肢麻木，肌力减弱，左脉沉细系气血不足，寒湿阻络之证，故以生黄芪、当归补益气血，桑寄生、杜仲、牛膝补肾以增扶正之力，在此补虚的基础上加肉桂、独活等温经，茯苓、泽泻、陈皮、秦艽祛湿。其中特别是加黄柏、蒲公英苦寒敛津，以防温燥伤津，加桑枝通络，蝉衣疏风，车前子利尿给湿邪以出路，这些均是先师配方的特色，加以梅花针的辅助，调气血和营卫，3 年余的难治之症，仅服汤药 62 剂，针治 50 次，麻木解除，为巩固疗效，原方倍量，炼蜜为丸，缓图善后，追踪 3 年未复。

子宫功能性出血

子宫功能性出血是由于神经内分泌功能障碍而发生的异常子宫出血，表现为月经既无周期性也无定量，多发生于青春期及更年期，属中医"崩漏"范畴。为妇科常见病。大量出血，称之崩；淋漓不断，谓之漏。但两者经常互相转化，互为因果，故通称"崩漏"。其发生机理均因冲任失固，不能控制经血所致。其治不外乎补气摄血，温阳固冲，凉血止血和祛瘀生新。

先师认为固摄冲任是治疗崩漏的首要大法，必用杜仲、天冬固冲任。然后应分清冲任失固的原因，一般有两者：一是气虚不摄所致，此时应补气摄血；二是肝肾不足所致，此时应滋阴清血。在止血药的选用中，先师独特地以肉桂炭、丹皮炭、荆芥炭、地榆炭以及花蕊石、栀子、茜草和三七粉等。如无炭品则可以用量增倍自炒成炭。另外先师还强调，善后巩固以防复发，善后之治从脾、肾着手，上午服补中益气丸，下午服六味地黄丸。止崩漏配以针刺也有必要，取穴之道，也是以脾肾为主并调冲任带脉，常用足三里、三阴交、关元、肾俞、带脉等。凡此均为先师疗崩止漏的特色所在。

补气摄血而疗崩

范某　44 岁　病历号：42245

因月经不调，经行量多 3 年，于 1964 年 3 月 20 日来院诊治。

患者于 1960 年夏，经期参加劳动后，闭经半年多。1961 年初突然行经，量多如崩，色鲜红，有紫色血块，无腹痛，每次需用 7 包卫生纸，持续 10 余日方净。此后面色日渐苍白，心悸气短，倦怠无力，二便通调，经期腿面浮肿，经北京某医院诊为"功能性子宫出血"。用中西药治疗均无效果。本月 16 日月经来潮，至今量仍很多。

检查：面色苍白，精神萎靡，言语无力，甲床，眼结合膜、口唇及口腔黏膜均显苍白，心肺大致正常，腹平软，无压痛，肝脾未触及，化验检查，血色素 7.8g/dl，红细胞 236 万 /mm，苔前部薄白，根部淡黄，脉沉细数。

诊断：子宫功能性出血

辨证：气虚不摄　冲任不固

治法：补气摄血　固摄冲任

处方：生黄芪 15 克　潞党参 12 克　茯苓 9 克　白芍 12 克　阿胶珠 15 克　生地黄 18 克　陈皮 4.5 克　银柴胡 4.5 克　茜草 3 克　地榆炭 4.5 克　荆芥炭 4.5 克　三七粉

0.9 克（分冲） 杜仲 12 克 甘草 3 克

结果：上方每日 1 剂水煎分 2 次服。服 3 天后经量减少。再以上方加花蕊石 12 克、扁豆 9 克、黄柏 4.5 克，又进 5 剂而经血止。但仍感乏力气短，血色素 5.5g/dl。仍守原意加减，前方去茜草、地榆炭、荆芥炭加当归 9 克、芡实 6 克再服 7 剂。

半月后月经复来，但经量已明显减少，仍以原方加炒栀子 12 克、肉桂炭 3 克（分冲），共服 3 剂，月经持续 5 天而止。改服补中益气丸，上午 3 克，六味地黄丸，下午 3 克。约服 1 个月，精神好转，血色素增至 8.8g/dl，红细胞增至 300 万 /mm³。其间又行经 1 次，经量已少，仅服汤剂 3 剂。经行即止。以后 4 个月中，平时服上述丸药，经期服汤剂，每月行经 1 次，色量正常，精神转佳，面色红润，气短乏力消失，血色素增至 12g/dl，红细胞增至 356 万 /mm³，经 8 个月的治疗崩证而愈。

按语：本例经行如崩，面色苍白，心悸气短，倦怠无力，经期浮肿，苔薄白，脉沉细，气虚不摄无疑。故重用补气摄血之品，芪参苓芍和扁豆，再配养血以益气的生地、阿胶、当归。投杜仲固摄冲任，银柴胡、黄柏、生栀子、茜草苦寒凉血，既清虚热又止经血。止血药还用荆芥炭、肉桂炭、地榆炭。特别是花蕊石和芡实为收涩止血之品，一则固摄冲任，二则化瘀防滞实为先师的巧妙配伍。三七粉调和气血，止血散瘀，《本草纲目》载治"崩中"。以粉剂分冲亦为止崩良药。方中陈皮和胃调气，补而不滞，防止补摄滋腻之虑，全方配伍考究，切中病机，加之平时服丸药，上午补中益气，下午六味地黄，调养脾肾，经期服汤剂补气固摄的独特投药方式，使 3 年崩证仅用药 8 个月而愈并且血色素、红细胞均增至正常水平。

滋阴清血而止漏

赵某　28岁　病历号：21182

因不规则阴道流血4年，于1959年5月25日来院诊治。

患者15岁月经初潮，经期一向不规则，1～2月行经1次，每次3～5天而净，经量中等，但经后常有腰酸腹痛。23岁结婚，婚后当年妊娠，两个月后流产，近4年来月经周期更加紊乱，大多10天方止，有时淋漓不断，一直持续至下次经期。精神紧张及劳累时血量增多，曾注射黄体酮6个月，治疗期间月经正常，停止注射后又恢复原状。4年来经数位老中医治疗，共服中药300余剂，均无明显效果。平日白带较多，常感心悸头晕、腰酸、小腹胀痛，纳便通调，末次月经5月20日，尚未净。

检查：体胖而白，其余检查无阳性发现。苔薄黄，脉沉细数。

诊断：子宫功能性出血

辨证：肝肾阴虚　冲任不固

治法：滋阴清血　固摄冲任

处方：生地黄18克　白芍12克　杜仲12克　潞党参18克　茯苓12克　银柴胡3克　黄柏4.5克　夏枯草12克　青皮4.5克　甘草3克

带脉、足三里、三阴交、肾俞均双侧，关元每次针刺1～2穴，留针30分钟

结果：上方每日1剂水煎分2次服，连服13剂，每周针刺1～2次。经事早净，小腹胀痛消失。6月25日月经来

潮，腰腹均痛，并有下坠感，脉沉细数，舌上无苔，治以养血调经，处方如下：

潞党参 15 克　白芍 12 克　阿胶珠 9 克　天门冬 12 克　益母草 18 克　茯苓 12 克　杜仲 12 克　延胡索 9 克　青皮 4.5 克　甘草 3 克

上方每日 1 剂，水煎分 2 次服，4 剂后经止，此次量不多，有少许血块，经后小腹仍感胀痛。再以滋阴清血，固摄冲任之剂续进。处方如下：

生地黄 18 克　白芍 12 克　杜仲 12 克　潞党参 18 克　茯苓 12 克　银柴胡 3 克　黄柏 4.5 克　夏枯草 12 克　青皮 4.5 克　甘草 3 克　天门冬 12 克　阿胶珠 9 克　丹参 12 克

上方隔日 1 剂水煎服，7 月 16 日月经提前来潮，量少色淡，淋漓不断，疲乏无力，腹痛绵绵。治重养血止血，处方如下：

潞党参 18 克　白芍 12 克　阿胶珠 12 克　益母草 12 克　茜草 3 克　炒栀子 6 克　地榆炭 6 克　丹皮炭 6 克　荆芥炭 4.5 克　甘草 3 克

上方每日 1 剂水煎分 2 次服，服 2 天后经血即止，此后平时服滋阴清血，调摄冲任方，每 2 天 1 剂，经期服养血止血，调经和营方，每日 1 剂。2 个月后月经基本正常，每月行经 1 次，经期略感腰腹胀痛，改服六味地黄丸，1 日 2 次，每次 6 克，至 12 月经事过期未至，妊娠试验阳性，1960 年 8 月足月顺产一女孩，母婴健康。

按语：本例经事淋漓，平时带多，经后腰酸，小腹胀痛，心悸头晕，苔薄黄，脉沉细数，系肝肾阴虚，冲任不固之象。先师采用平时滋阴清血，2 日 1 剂，经期养血调经，1 日 1 剂。滋阴用生地、白芍、阿胶珠；清血用银柴胡、黄柏、夏枯草、茜草、炒栀子；养血用党参、茯苓；调经用益母草、丹参；调冲任用杜仲、天冬；止血用地榆炭、丹皮炭、荆芥炭；止痛用延胡索、青皮、甘草并配针刺健脾肾，调冲任，最后服六味地黄丸善后收功，由于辨证确当，组方严谨，遣药独特，止4年之漏并妊娠得婴。

习惯性流产

补肾益气而致妊娠得子

习惯性流产属中医"胎漏""滑胎""坠胎"范畴。均因冲任气血不调，胎元不固之故。先师认为冲主血海，任主胞宫，二脉均系于肝肾，肝肾不足，冲任虚损则胎元不实而滑。所以安胎的总则在于补肾益气。

郗某　30岁　病历号：27810

妊娠2个月，阴道出血20余日，于1959年5月18日来院诊治。

患者23岁结婚，婚后即怀孕足月顺产一女孩。24岁怀孕3个月流产，25岁怀孕6个月早产一死胎，27岁怀孕4个月流产，29岁又怀孕3个月余而流产，此4次流产均无明显诱因。此次怀孕已2个月，但近20天来阴道内又有暗红色血水流出，并感腰酸腹痛，头晕欲倒，心悸气短，神疲纳差。

检查：内科检查无明显异常，苔边白中黄，脉细滑。

诊断：习惯性流产

辨证：肾气不足　胎元不固

治法：补肾益气　安胎固元

处方：杜仲 12 克　桑寄生 12 克　续断 6 克　潞党参 18 克　寸冬 12 克　橘络 6 克　甘草 3 克

结果：上方每日 1 剂，水煎分 2 次服并加服胎产金丹，每日 1 粒。药后头晕减，出血止，腹坠痛消失，偶有心悸气短。上药服 20 剂后因诸症均除而停服。1 个月后因攀高受震，腹痛下坠感又出现，再以上方，隔日 1 剂水煎分 2 次服，隔 3 日服胎产金丹 1 粒，共进 10 剂，症状又除，怀孕至 5 个月，因上车被挤倒，又出现腹痛及下坠感，但无阴道出血，又继服原方 10 剂及胎产金丹 10 粒，腹坠痛又止，此后情况一直良好，于 1960 年初足月顺产一男婴，母子健康。

按语：本例连续流产 4 次，以致气血亏损，肾气耗伤，冲任不固，无力系胞而出现胎漏，故症见心悸气短，腰酸腹痛，头晕欲倒。治拟补肾为主，用杜仲、桑寄生、川断、加寸冬阴中求阳，增强补肾之力。配以党参、甘草益气健脾，脾肾双补，橘络保胎且补而不滞。再加胎产金丹补养肝脾之血兼清其热而保胎，全方突出补肾以固冲任，配以健脾和络，阴中求阳，兼清内热等法，切中病机，疗效显著，虽然其间又因受震挤倒等因素而病情反复，但总缘方药对证而足月顺产一男婴。

输卵管粘连

调肝健脾而解小腹疼痛

输卵管粘连以小腹疼痛，经期加重为特征，甚则可伴发输卵管肿块形成。属中医"痛经""癥瘕"范畴。

先师认为此证总因肝郁所致，常常伴有湿浊中阻故其治重在调肝理气，健脾利湿。如肿块形成则常需活血祛瘀，软坚消肿。痛经针药并施，镇痛效果倍增。针刺以足三里、三阴交为主穴，调肝健脾，刺右期门，带脉穴，疏肝止痛，特别是用梅花针扣打腹部及腰骶部的辅助更能提高疗效。

黄某　28岁　病历号：31028

因小腹两侧疼痛2年余，于1960年4月来院诊治。

患者自1958年起出现小腹两侧疼痛，月经期尤甚并伴有白带痛经和经期间隔延长。婚后一直未孕。近两年来常有腹胀嗳气，胃脘隐痛，稍进油腻或冷食即泄泻不止。曾经某市数家医院检查，均诊为"慢性附件肿块"及"慢性胃肠炎"，使用多种中西药治疗，均无效果。于1960年4月从外地来京诊治，经协和、北医、妇产等医院检查后，均诊断为"右侧输卵管卵巢粘连并有肿块形成"，肿块大约5立方厘米×2.5立方厘米×1.5立方厘米，压痛明显，左侧输卵管壁也有增厚。但压痛较轻，未经治疗，即转来我院诊治。

检查：面色㿠白，脐周及右下腹有明显压痛，舌苔前部薄白，后部淡黄而腻，脉沉细而弦。

诊断：输卵管卵巢粘连

辨证：肝气郁结　脾湿中阻

治法：调肝理气　健脾利湿

处方：竹柴胡2.4克　金铃子6克　广木香3克　白术6克　吴茱萸4.5克　潞党参9克　当归6克　萆薢6克　蒲公英9克　黄芩3克　车前子4.5克（包）　保和丸3克

针足三里双侧、三阴交双侧、关元，轮换取1穴留针30分钟，点刺右期门，带脉双侧

结果：上方每日1剂水煎分2次服，每日午、晚饭后即

吞服保和丸3克，针刺隔日1次。针药并施10天后，右下腹疼痛减轻，20天后疼痛大减，左侧已无明显疼痛，食量增加但仍感脘腹胀满，便稀腰痛。经协和、妇产医院复查，右侧输卵管肿块已有缩小，左侧输卵管已正常。将前方广木香改量为15克再服10剂，腰部外贴虎骨追风膏，再配合梅花针轮换扣打腹部，双侧腹股沟部及腰骶部，用中等刺激强度。腹胀腰痛大减，胃纳明显好转，大便改善，精神转佳。再按原方治疗1个月后，停服汤药，改用丸药缓图。处方如下：

犀黄丸每日上午服3克 小金丹每日下午服3克 保和丸每日午、晚饭后即吞服3克 针刺如前隔日1次

1个月后，小腹疼痛基本消失，腹胀也不明显，经事已正常，大便转调，经协和、妇产医院复查，除子宫稍小外，附件均属正常，肿块亦消失，已恢复工作。追踪观察2年余，未见复发。

按语：本例小腹疼痛，经期尤甚，系肝郁所致，苔黄腻，腹胀泄泻，冷食后加重，带下不育为寒湿中阻。虚中夹实，寒热错杂。先师立法调肝健脾，用竹柴胡、金铃子、广木香调肝理气；用党参、白术、吴茱萸温中健脾；以萆薢、蒲公英、黄芩、车前子利湿，加当归和血柔肝。全方配伍全面，温而不燥，清而不凉，补而有消，切中病所。另外配犀黄丸、小金丹活血祛瘀，软坚消肿，保和丸开胃调中，利于化湿，加以梅花针的调和气血，针足三里、三阴交，刺期门，带脉的调肝健脾，止带化湿。既止痛经，又消癥瘕，收到奇效。

湿　疹

其治既要祛风　又应清热

湿疹是多种皮肤的损伤，有形态各异，瘙痒、糜烂、流水、结痂等表现的皮肤疾病，常常反复发作。属中医"湿毒""湿疮"范畴。一般认为其因一为湿热内蕴，一为血虚风燥。其治宜清利湿热或养血祛风，常用龙胆泻肝汤或四物汤化裁。

先师治湿疹，以清热祛风立法。湿毒之因均为湿热内蕴，复感风邪，以致内不得疏泄，外不能通达，郁于皮毛腠理之间而发为丘疹。其治既疏泄，又通达，大法系祛风渗湿，清热解毒并实施针药并用。

孙某　26岁　病历号：31412

因面部红色丘疹月余，于1960年7月18日来院诊治。

患者于6月中旬发现面部有1~2个小丘疹，以后逐渐增多，胸部及上肢亦相继出现，刺痒难忍并感疼痛，抓破后有黄水渗出，曾内服及外敷中西药均无效，口微干，喜冷饮，二便调。

检查：面部发红，红色丘疹满布，前胸及上肢有少量散在丘疹，苔薄白，舌尖红，脉弦数。

诊断：湿疹

辨证：湿热内蕴　外感风邪

治法：祛风渗湿　清热解毒

处方：防风4.5克　蝉衣3克　羌活6克　茯苓皮9克

枳壳6克　车前子9克（包）　黄芩6克　忍冬藤24克　地肤子4.5克　炒麦芽12克

　　五味去湿散3克　冰片0.9克和匀，局部擦抹

　　地肤子、苍耳子各15克煎水熏洗面部

　　针曲池双侧留针30分钟，点刺大椎

　　结果：上方每日1剂水煎分2次服，外用先熏洗再擦抹，针刺隔日1次。内服、外用针刺3天后，痒略减，皮疹减退，继续服4天后，皮疹全消，刺痒亦除。

　　按语：本例湿热内蕴，外感风邪，红色丘疹满布，奇痒难忍，疼痛渗水，口干喜凉，舌尖红，脉弦数。先师以防风、蝉衣、羌活祛风；茯苓皮、车前子、地肤子渗湿；黄芩、忍冬藤清热；犀黄丸、六神丸解毒。特别是巧用枳壳行气，麦芽开胃以助湿毒之利；配合祛湿止痒的熏洗和擦抹，以及针刺平衡阴阳，调整气血，助风邪之解，湿毒之祛。由于辨证确切，组方合理，遣药独特，故疗效显著，难治之湿疹息除。

神经衰弱

　　神经衰弱是一种大脑功能性障碍的疾患，属中医"失眠""郁证""心悸"范畴。主要因思虑过度，情志抑郁，惊恐伤肾，心脾两虚，或"胃不和则卧不安"。其治大凡有"补益心脾""滋水涵木""利胆宁心"和"调和脾胃"诸法。

　　先师善治神经衰弱，他认为神经衰弱可有多种临床表

现，主要是头痛、眩晕、失眠和低热，甚者可以抽搐。治疗大法要抓住肝、肾、脾三脏，以调肝为主，养阴为先，健脾为辅。再配针刺三阴交、足三里留针30分钟，养阴健运，点刺期门平肝阳，泻神门宁心神，刺大椎、中脘通调督任，和顺气机。其疗效可靠。

养阴清肝法止眩晕

胡某　37岁　病历号：27088

因发作性头晕胸闷，不能言语3年余，于1959年3月4日来院诊治。

患者1955年8月某日晨起后突感恶心、头晕欲倒，胸闷气塞，四肢厥冷，手足发紧，唯神志尚清，但不能言语，约2小时后方好转。以后每因工作紧张，劳累过度，心绪不宁等因素而诱发。自1958年以来发作频繁，且与月经有关，每在月经周期前后发作，发作时先感全身发紧，烦躁不安，随即出现胸闷气塞，身躯强硬，不能动弹，言语蹇涩且伴头晕失眠，烦急易怒，经北京某医院检查，诊断为"神经官能症"，西医多方治疗无效。

检查：发育营养中等，神情合作，面色稍黄，血压128/85毫米汞柱，其余心肺、腹部等检查均未见异常，苔边淡黄中间白腻，脉沉细弦。

诊断：神经官能症

辨证：肝阴亏损　郁久化热

治法：养阴清热　调肝解郁

处方：生地黄18克　寸冬12克　元参12克　银柴胡6克　黄柏6克　知母6克　浙贝母12克　夏枯草12克　丝瓜络6克　橘络6克　合欢皮6克

针三阴交、足三里、灵道均取双侧，留针 30 分钟，点刺大椎、中脘、双侧神门、右侧期门。

结果：上方每日 1 剂水煎分 2 次服，针刺隔日 1 次。针药并施 12 天后，睡眠转佳，厥逆未作，正值月经来潮，色黑有块。月经期改以养血调经佐以疏肝，处方如下：

生地黄 18 克　寸冬 9 克　银柴胡 6 克　夏枯草 12 克 当归 9 克　赤芍 9 克　郁金片 4.5 克　枳壳 3 克　广陈皮 6 克　益母草 12 克　茯苓 12 克

上方每日 1 剂，水煎分 2 次服，共进 4 剂，月事已净，经后亦未发病，仅略有胸闷，脉象有力，苔薄淡黄。再以初诊方 2 日服 1 剂，并加保和丸午饭晚饭后各即服 3 克，针刺如旧，隔日 1 次，针药并用一直至下次月经来潮。第 2 次月经前仅感头晕，未作肝厥，经色也转红无块，舌尖红，略感疲劳。嗣后，经期服养血调经疏肝方加潞党参 15 克，白芍 12 克，每日 1 剂，平时服初诊方 2 日 1 剂。针刺如前。共治疗 4 个月，肝厥一直未发，头晕解除，睡眠良好，心烦亦止，精神体力日增，苔脉复常，情况良好，而恢复全日工作。

按语：内经《素问·至真要大论》云："诸风掉眩，皆属于肝"。本例眩晕胸闷，烦躁不安，失眠易怒，苔黄脉弦，可见肝郁已经化火，而肝郁之由，皆因肝阴亏损之故。此时止眩之法，应当养阴清肝，用增液汤，知柏地黄丸为主方化裁。方中生地、玄参、寸冬养阴，知母、黄柏、夏枯草清肝，特别用银柴胡配二络（丝瓜络、橘络）清肝经虚热，活肝经脉络是为巧配。浙贝母非用其化痰止咳之力，而因其清降散郁可助君药的养阴清肝之功而用之。合欢皮安神宁心而治失眠，又可活血解郁而助清肝。此两味均为先师的特殊用药，而且以午、晚饭后即服保和丸以及针刺足三里、中脘、大椎、期门等健脾开胃法，这是提高疗效的重要辅助。因为肝木与脾土的生理病理都有密切的内在联系。

至经期时则以养血调经疏肝立法，投四物化裁。养血用生地、白芍、当归配党参、茯苓、陈皮益气生血。仍用银柴胡、寸冬、夏枯草养阴清热，郁金、枳壳疏肝。益母草入肝心两经，为妇科调经良药。因其病发作与行经有关，故平时2日1剂服养阴清肝方，经期1日1剂服养血调经方，加以针刺配合。由于辨证精确，配方切证，针药互助，使难治之眩，迎刃而止。

先泻肝后养血而解头痛

雷某　21岁　病历号：53509

3个月来头痛失眠，于1963年1月29日来院诊治。

患者1959年曾有头痛失眠，经针灸治疗后症状消失。近3月余来又剧烈头痛，且整日作痛不止，甚则恶心呕吐，头脑昏沉，心烦易怒，夜寐不安，一般只睡4~5小时，有时通宵不眠，腹胀纳差，牙常作痛，口干溲黄，大便干燥，因此被迫停学。自1960年开始出现月经紊乱，曾1次停经8个月，一次停经6个月，需服中药及注射黄体酮方能行经，伴有痛经。

检查：两颧发红，余无异常。苔薄淡黄，脉沉细，肝脉弦。

诊断：神经官能症

辨证：肝郁化火　虚火上逆

治法：先泻肝后养血

处方：龙胆草6克　生栀子9克　生地黄18克　薄荷4.5克　枳壳6克　白芍12克　泽泻4.5克　生甘草3克

结果：上方每日 1 剂水煎分 2 次服。共进 3 剂，头痛即减，配合隔日针刺 1 次，取三阴交双侧，留针 30 分钟，起针后点刺中脘、右期门。再以疏肝理气，调经养血方续进，处方如下：

竹柴胡 3 克　白芍 12 克　延胡索 6 克　金铃子 9 克　阿胶珠 12 克　熟地黄 12 克　砂仁 3 克　青皮 6 克　蒲公英 12 克　甘草 3 克

上方每日 1 剂，水煎分 2 次服，进 7 剂后，月经来潮，剧烈头痛未再出现，但四肢倦怠，手指发麻，苔薄白，肝脉略弦。再拟益气养血，调肝安神法，处方如下：

熟地黄 15 克　潞党参 9 克　山茱萸 6 克　菊花 6 克　炒枣仁 12 克（打）　夜交藤 30 克　泽泻 4.5 克　白芍 12 克　蒲公英 12 克　知母 6 克　青皮 4.5 克　甘草 3 克

上方水煎服，每日 1 剂或隔日 1 剂，每晚睡前服云南白药 0.5 克。共服药 20 余剂，头痛大减，体力、睡眠均有好转。而且服药以来，月经均按期而至，腹痛大减，脉力增加。仍守原意，酌加健脾之品，配成丸药，以图缓效。处方如下：

生熟地黄各 45 克　潞党参 60 克　白芍 30 克　吴茱萸 24 克　山药 30 克　菊花 24 克　酸枣仁 18 克　夜交藤 30 克　砂仁 15 克　炒麦芽 30 克　蒲公英 30 克　知母 30 克　益母草 30 克　甘草 15 克

上药共研细末，炼蜜为丸，每丸重 9 克，1 日 2 次，每次 1 丸，共服 2 个月后，头痛一直未作，仅偶感头晕，月经正常，已复学，能复习功课。再以原意出入，调理善后，处方如下：

生地黄 90 克　何首乌 60 克　细辛 9 克　肉桂 15 克

泽泻 24 克　酸枣仁 60 克　知母 60 克　青皮 24 克　蒲公英 60 克

上方共研细末，炼蜜为丸，每丸重 6 克，1 日 2 次，每次 1 丸。共服 2 料，寒假回家时随访，自诉半年来学习紧张，但情况一直良好，头痛未发。

按语：本例头痛系肝郁化火，虚火上逆所致故兼见头晕牙痛，口干溲黄，便干心烦，夜寐不佳，闭经痛经，苔黄脉弦，但夹有血虚见证，如颧红脉细。治疗上分阶段施法，先以清肝泻火为主，投龙胆泻肝汤化裁，以龙胆草、生栀子、蒲公英泻肝，泽泻渗湿，生熟地、白芍、阿胶珠柔肝养血，竹柴胡、枳壳、延胡索、金铃子解郁止痛，薄荷清肝引经，青皮、砂仁理气防止滋腻，并配针刺三阴交、中脘、期门疏肝扶土。针药并施近旬，头痛便大减，牙痛口干消除，正值经行，肢倦指麻，苔转薄白，脉弦缓和。改以益气养血，调肝安神，方中党参益气，熟地、山茱萸、白芍养血，菊花、青皮、蒲公英调肝，酸枣仁、知母、夜交藤安神，并加云南白药调血止痛，药后头痛基本解除。为巩固疗效，改成丸药缓图善后。先泻肝使肝热得清，后养血使血虚得养而头痛解除。此例解头痛组方中，竹柴胡、蒲公英、阿胶珠、细辛、肉桂，以及云南白药，均为先师的特殊用药。

酸枣仁膏催眠良方

席某　62 岁　捷克外宾

因失眠 40 年，于 1960 年 12 月 6 日，邀请会诊。

患者 20 余岁时因工作过度紧张，疲劳后开始入睡困难，且逐渐加重。近 20 年来每夜只能睡 2~3 小时，且性情急躁难以自制。长期服用大量镇静安眠药物。并伴有发作性左面

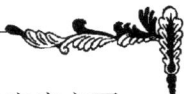

部电灼样疼痛，剧痛发作约半小时，经 1~2 日后疼痛方可完全消失。发作时面红耳赤，身感燥热。今年共发作 2 次，曾在捷克及苏联等国医治无效。此次特来我国要求中医治疗，住入北京 301 医院，于 12 月 6 日请先师会诊。

检查：全身各种检查均无异常发现。苔淡黄，脉弦数。

诊断：神经衰弱

辨证：肝肾阴虚　虚火扰神

治法：滋阴清热　养血安神

处方如下：

炒枣仁 24 克（打）　川芎 18 克　茯苓 27 克　知母 24 克夜交藤 30 克　甘草 18 克

针补双侧三阴交，留针 30 分钟，泻右期门，平补平泻中脘、神门双侧

结果：上方每日 1 剂水煎分 2 次服，针刺隔日 1 次。针药并施后，连续 4 次每夜可睡 8~9 小时，有时竟彻夜而眠，自述 40 年来从未出现过这样好的睡眠，以后每夜均能保持熟睡 7~8 小时，针药 10 天后，脉象复常，苔转薄白，心烦消失，精神愉快。为巩固疗效，原方配制成膏剂续服。处方如下：

酸枣仁 240 克　川芎 180 克　茯苓 270 克　知母 24 克夜交藤 300 克　甘草 180 克

上药浓煎 2 次，白蜜 250 克收膏，每晚睡前服膏药 15 克，每日上、下午服六味地黄丸各 6 克，连服 2 个月，夜眠一直良好，其余症状也未再复发而回国。

按语：本例失眠 40 年，系入睡困难，由工作紧张，过度疲劳造成，伴见烦躁身热，面部电灼样剧疼，面红目赤，苔黄脉数，一派肝肾阴虚，虚火上扰之证。治重滋阴清热，

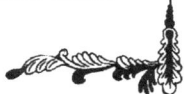

养血安神。先师以《金匮要略》酸枣仁汤原方加一味夜交藤共6味药组方。仲景善用酸枣仁汤治疗虚烦不得眠。夜交藤系何首乌的蔓茎，甘平入心肝经，养血安神专治虚烦不眠。先师治疗失眠时常重用30克配炒枣仁而获效，汤剂起效再以原方10倍量浓煎白蜜收膏，睡前服15~30克，对于阴虚内热，虚火扰神之失眠，疗效确切，实为良方。

先师治疗失眠还强调配合针刺，常用三阴交留针30分钟，调补肝肾，刺右期门平肝，刺中脘扶脾，刺神门宁心，心肝肾三脏经脉调和，心神得宁，安然入眠。

清肝泻火即可宁神安眠

邓某　47岁　病历号：1091

因头晕头痛失眠半年，于1961年10月29日来院诊治。

患者自1961年4月以来经常头晕头痛，以两侧太阳穴及风池穴为著，自觉痛处发热，上午较重，夜难入寐，需服安眠药后方可入睡4~5小时，且梦多不实，烦躁疲乏，记忆力大减，口干溲黄，不能坚持正常工作已3个月。

检查：全身各系统检查未发现异常。苔黄腻，脉弦滑。

诊断：神经衰弱

辨证：水不涵木　肝阳上亢

治疗：清肝泻火　宁神安眠

处方：龙胆草4.5克　射干6克　黄芩9克　白芍12克　生地黄24克　枳壳6克　茯苓12克　泽泻4.5克　甘草6克

针足三里、三阴交、太阳均双侧，留针30分钟，点刺大椎、神门、中脘、右期门

结果：上方每日1剂，水煎分2次服，针刺隔日1次。

共服 11 剂，针刺 4 次后，头晕头痛均有减轻，痛处发热感消失。睡眠好转，不服安眠药亦可睡 5～6 小时，脉弦缓和，苔转薄白，肝火渐清，改以养血安神为治，处方如下：

炒枣仁 24 克（打）　茯苓 24 克　知母 18 克　川芎 18克　甘草 15 克　夜交藤 30 克

上方水煎每晚服 1 煎，共服 8 剂并加知柏地黄丸，每日 2 次，每次 1 丸，至 1962 年 2 月中旬复诊，头痛已基本消失，头晕大减，不用安眠药，每晚可睡 6 小时左右。2 月下旬起每日上午服知柏地黄丸 1 丸，下午服天王补心丹 1 丸。1 个月后，睡眠安稳，头晕头痛消失，精神好转，恢复正常工作，追踪观察 2 年情况良好，疗效巩固。

按语：本例失眠半年，系肝阴不足，肝阳上亢所致，故证见头晕、头痛、烦躁梦多，口干溲黄，苔黄脉弦。先以龙胆泻肝汤方意。清肝泻火，其中以白芍代当归柔肝平肝，增强止头痛之力。加茯苓针对苔腻增强利湿渗湿之力。枳壳代柴胡增加破气散积之力，既止头痛又消苔腻。特别是加射干一味，虽入肺经但非用其解毒消痰之力，而是《本草纲目》所言"射干能降火"，助龙胆草降肝火之力，是先师的特殊用药。

针刺足三里、三阴交、大椎调整阴阳，太阳止头痛，中脘扶土，期门疏肝，神门宁神，辅助汤剂，共奏清肝泻火，宁神安眠之功，当奏效肝火渐清时，又及时转成养血安神法，投酸枣仁汤加夜交藤，最后以滋肾清降的知柏地黄丸，养血安神的天王补心丹收功，使头痛得除，夜寐安稳。可见先师辨证之"准"，论治之"活"，治疗神经衰弱的独到功底。

壮水制火以治失眠

贡某　18 岁　病历号：47299

因失眠脱发 1 年，于 1962 年 7 月 18 日来院诊治。

患者 1 年来因学习紧张，功课繁重，出现夜难入寐，就寝后常需 2~3 小时方能入睡，且睡而不实，多梦易醒。逢考试期间即使服安眠药也整夜不能入睡，同时出现头顶脱发，体重减轻，腰酸神疲。纳谷尚可，二便自调。

检查：前额部发际以上约 3~4 厘米处头发全部脱落。苔薄黄，脉弦细。

诊断：神经衰弱

辨证：心肾不交　心神不宁

治法：壮水制火　交通心肾

处方：六味地黄丸每日 1 丸。

生姜汁擦搓脱发部位，每日 3 次。

针双侧三阴交，留针 30 分钟，刺期门（右侧）、中脘、神门（双侧）隔日 1 次。

结果：针药并施 3 天后，睡眠显著好转，入睡较快，每晚能睡 7~8 小时，20 天后，前顶头发开始逐渐长出，一个疗程服丸药 20 丸，针刺 5 次。半年后随访，睡眠一直很好，头发生长良好，学习能够胜任。

按语：本例因用脑过度，失眠脱发 1 年，伴有体重减轻，腰酸神疲，苔薄黄，脉弦细，证因肾水不足，心火亢盛，水不能上济于火，火不能下降于肾，形成心肾不交，心神不宁而难寐梦多。因年轻仅服六味地黄丸滋肾补水，如张景岳所云："壮水之主以制阳光"。肾阴得充，心火得降，心肾交通而安眠。再辅以针刺，三阴交滋肾，右期门疏肝，中脘健脾，神门宁心配合药效而宁神安眠。

生姜宣肺散寒，温通经络。肺主皮毛，先师用鲜姜汁搓擦患部生发。是治疗脱发的特殊之法。

滋阴清热立法　健脾利湿为辅　巧退 4 年低热

徐某　37 岁　病历号：59771

因低热浮肿约 4 年，于 1962 年 4 月 12 日来院诊治。

患者 1958 年因感冒迁延未愈，参加劳动后又出现低热，夜寐欠佳，曾疗养两次，但低热不退，每因活动量增加则体温增高，头颈部多汗，有时整日思睡，有时又连续数日不能入睡，头痛耳鸣，心烦腹胀，记忆力大减，咽干喜冷饮，午后手足心热，面部及足踝部浮肿，小便短赤。

检查：T37.8℃，全身检查无异常发现，苔薄淡黄，舌质有裂纹，脉弦细。

辨证：阴虚潮热　水湿内停

治法：滋阴清热　健脾利湿

处方：银柴胡 4.5 克　青蒿 6 克　地骨皮 6 克　冬桑叶 6 克　生黄芪 18 克　防风 4.5 克　茯苓 12 克　潞党参 9 克　车前子 6 克（包）　冬瓜皮 6 克　冬瓜子 6 克　知母 6 克　蒲公英 12 克　青皮 4.5 克　甘草 3 克

结果：上方每日 1 剂，水煎分 2 次服。共进 8 剂后，低热、自汗均减，小溲增多。仍守前法，佐以宁心安神。处方如下：

银柴胡 3 克　青蒿 9 克　地骨皮 6 克　茯苓 12 克　知母 9 克　黄柏 3 克　白薇 3 克　青皮 3 克　炒枣仁 18 克（打）　夜交藤 30 克　远志 6 克　甘草 3 克

上方每日 1 剂，水煎分 2 次服，进 28 剂后，低热已除，头痛自汗也止，睡眠好转，手足心热消失，反觉肢凉恶冷并感头胀发沉，食欲不振，小便量少，面部及两足踝仍有浮肿，苔淡黄，脉沉细，再予补益脾肾，安神定志之剂，处方如下：

熟地黄 12 克　茯苓 12 克　山药 18 克　泽泻 45 克　丹皮 3 克　肉桂 3 克　菊花 6 克　车前子 6 克（包）　冬瓜皮子各 9 克　炒枣仁 9 克（打）　夜交藤 30 克　远志 6 克　潞党参 9 克

上方水煎服，每日或隔日 1 剂，进 68 剂浮肿全消，腹胀大减，尿量正常，睡眠也好。共追踪观察 2 年，低热未复，情况良好。

按语：本例低热 4 年，且活动量增加时明显，汗多失眠，头痛耳鸣，午后手足心热，咽干喜冷饮，苔黄裂纹，脉弦细，足证为阴虚潮热，面足浮肿为兼有水湿内停。立法以银柴胡、青蒿、地骨皮、知母、黄柏、白薇滋阴清热，用生黄芪、党参、茯苓健脾益气，一则助其阴复，二则利于消肿，配桑叶、防风宣肺，开鬼门，冬瓜皮子、车前子利尿洁净腑。方中用蒲公英之苦寒加强清虚热之力，用青皮之行气，加强除水湿之功。药后热退痛止汗停，虚热渐清，但仍有浮肿，改以补益脾肾之剂，用六味地黄丸化裁，去酸敛之山萸肉，加助膀胱气化之肉桂，助脾运之党参，安神定志的菊花、酸枣仁、夜交藤、远志，仍以车前子、冬瓜皮子利湿。由于肾气被充，气化恢复，脾运得健，水湿被渗，故浮肿全消。

养血和营方能息风止搐

戴某　39 岁　病历号：42453

因入睡后右侧手足抽动 2 年余，于 1962 年 3 月 27 日来院诊治。

患者自 1959 年开始发现入睡后，右足轻微抽动，但不经常。从 1961 年 10 月以后发作逐渐频繁并伴有右手抽动。近月余来，每夜入睡后均因右半身抽动而惊醒，醒后自觉心烦，因而影响夜眠，自觉右半身沉重，性情急躁，腰酸困乏，精神较差。

检查：形体消瘦，面色㿠白，精神倦怠。其余检查均无异常发现。苔薄白，脉细弦。

诊断：神经衰弱

治法：养血和营　息风止搐

处方：生黄芪 18 克　当归 12 克　桂枝 6 克　白芍 12 克　桑寄生 12 克　菊花 6 克　伸筋草 15 克　干地龙 6 克　青蒿 6 克　炒枣仁 12 克（打）　夜交藤 30 克　川芎 6 克　甘草 3 克

针足三里（双侧）、外关（右侧）留针 30 分钟，刺中脘、期门（右侧）、神门（双侧）

结果：上方每日 1 剂，水煎分 2 次服，针刺隔日 1 次。针药并施 1 个月后，病情显著好转，睡眠已安稳，入睡后右半身抽动明显减轻，有时已不抽搐，唯仍感疲乏腰酸。后因外感，右半身抽动又增，睡眠又差，时有心悸，脉沉细数。再以前方加老鹳草 9 克，潞党参 9 克并配服六味地黄丸，每日 1 丸，针刺同前。1 周后症状又见减轻，体力明显增强并恢复半日工作。共治疗 7 个月，右侧肢体抽搐基本消失，睡眠正常，仅在工作紧张或用脑过度后，才有轻微抽动及肢体麻木沉重，改配丸药长服，以图缓效，处方如下：

生黄芪 240 克　当归 60 克　桂枝 60 克　何首乌 120 克

熟地黄 180 克　茯苓 120 克　川芎 30 克　广陈皮 45 克　杜仲 60 克　桑寄生 90 克　羌独活各 60 克　制附片 60 克　黄柏 60 克

上药共研细末炼蜜为丸，每丸重 6 克，1 日 2 次，每次 1 丸，服药 2 料，右半身抽搐完全停止，麻木沉重腰酸感也消失，精神好转，恢复全日工作，追访观察半年多，一直未抽搐，情况良好。

按语：抽搐当属肝风内动。本例腰酸疲乏，精神不佳，心烦失眠，麻木沉重，苔薄白，脉细弦为肝血亏损，虚风内动，治当养血和营为先。以当归补血汤养肝血，桂枝汤和营卫再加地龙、菊花息风，川芎、酸枣仁、夜交藤宁神，桑寄生和六味地黄丸补肾，考虑到肝肾同源，滋肾阴利于养肝血。伸筋草、老鹳草针对腰酸麻木，伸筋草在《本草拾遗》中记有"主人久患风痹，脚膝疼冷，皮肤不仁，气力衰弱"。老鹳草在《滇南本草》载有"通行十二经络，治筋骨疼痛，手足筋挛麻木"，先师用其治腰酸麻木为特殊用药。肝血亏损必兼阴虚内热，本例表现为心烦失眠故加青蒿一味，清其虚热止其虚烦。

熄肝风，针刺的配合不可忽视。先师用足三里、中脘健运，期门调肝，神门宁心，外关通调三焦，由于针药并施，切中病机，故风息搐止，为巩固疗效，改配丸药，原方加强补肾之力，既用熟地、杜仲、桑寄生又加附片温通，防其温燥反佐黄柏苦寒。仅服 2 料丸剂抽搐，彻底根治。

诊余漫话

用药针灸都要辨证论治方能奏效

先师自幼习医，刻苦钻研，治学严谨，精通理论，经验丰富。在临证时十分强调"辨证论治"。辨证论治是中医学术的基本特点，是理、法、方、药在临床过程的具体应用。辨证就是通过四诊八纲，对病人的表现进行综合分析，归类总结，找出病因病机，也就是辨证求因，这要强调"准"字，是取效的前提。论治是确立治疗措施，治则治法，组方遣药，这要强调"活"字，是取效的基础，两者结合，构成中医临证治病的全过程。先师认为这是"中医取得疗效的关键"。他曾举例治泄泻一证。如见腹痛腹泻，肛门下坠，泄物黏冻，苔黄脉弦系湿热蕴蒸，郁于肠内虽然腹泻日久，脾胃损伤，脉象沉细也不可妄投补益，仍需清利湿热，如误投健脾散寒之品常致湿热留连，腹痛加剧，腹泻反增；如见腹泻便溏，完谷不化，面白肢冷，苔白脉弱，此乃火不生土，健运无力之证，应当益火健脾，大胆投以六君子、肾气丸之类，腹泻可止。因此临证不可不辨，这是中医治病的基本功，为医者，务必在临床实践中，苦练此基本功。

先师还常言：用药固需辨证论治。针灸不辨证也难以进行刺熨。只能对症治疗，头痛医头，脚痛医脚，而不知脏腑经络之关系，也不能充分发挥针灸之效应。比如治疗头痛。如果其病位在顶颞部就要取肝胆经穴为主，因为足厥阴肝经有分支于前额与督脉会于巅顶。足少阳胆经起于目外眦，上抵头角，分布于耳前后，故针肝经原募穴太冲、期门，再配风池、太阳、头维以祛风平肝，疏通气机，加率谷养肝活血。这样辨证配穴，远近相引，头痛方止。

诊察病情　宜胆大心细

先师认为：临床病情见证决非单纯，诊察时必需细心，切勿粗心大意而遗漏细小但是关键的证情，如胃痛一证，必问有无泛酸，见泛酸者必有肝旺。其治务必配合抑木之品，否则止痛效果大减。《内经》云："当补则补，当泻则泻，毋逆天时，是谓至治"。说明高明的医者，一定细心辨证确立治则并不含糊。但是在病情危急时又要大胆，抓住病机，当机立断，处置果断，大胆投药。如见毒火炽盛，逆传心包而神昏谵语时，必须重用西洋参清热生津而固脱，一般用量均在 12 克以上，浓煎兑服，不可犹豫。再如，出血一证如见出血量多，但有血块发黑，此乃瘀血所致，其止血应当大胆的祛瘀生新，瘀血不去，新血不生，出血难止，还应用肉桂炭、丹皮炭、丹参炭之类。病情危急时如果胆不大，处置不当，常常贻误时机，造成治疗上的差错，有难以挽回的损失。先师说：要达到内经所要求的"是谓至治"必须做到胆大心细，这是医者必备的素质。

病证错杂　宜抓本质　所谓"治病必求于本"矣

经云："治病必求于本"。先师认为这是临床取效的关键名言，是临床诊治病情的指导思想。他常说：病证错杂者十之八九，单纯者少见，尤其是疑难重症，病证更加错杂，临证不怕错杂，也不可能不见错杂，要害是透过现象看本质，要善于辨别，谨于分析，细于观察，只有抓住本质才能识破表象，才能取到疗效，才能治病救人。这就是内经"治病必求于本"的宗旨。比如有一位口腔溃疡患者，咽部充血红肿，反复发作，医者均以火毒论治，投清热解毒泻火之剂，仍经久不愈。先师诊之，抓住患者咽疼难以进食，进则疼甚一症，诊其脉，细数，察其舌，质红少苔，认为肾经循咽，此火非实火而由虚火上炎所致，而虚火上炎又因肾阴之不足，误投苦寒降火之品，非但不能祛火，反而更耗阴津，虚火更炎，改用引火归原法，投六味地黄滋肾补水，稍加肉桂引火下归肾原，并配针刺补双侧足少阴肾经原穴太溪，由于肾水得滋，虚火得降，多年口疮，5剂即愈，可见"治病必求于本"之力度，经言可信矣。

调肝健脾乃治法之首

《素问·灵兰秘典论》云："肝者，将军之官，谋虑出焉"，"脾胃者，仓廪之官，五味出焉。"先师常说：人身五脏六腑中肝、脾尤为重要，肝者主谋虑，影响人体的七情六欲，肝又主一身生发之气，是气机功能的重要环节。脾者主五味，影响人体的饮食，关系人体的消化吸收。中医的病因学中有三因学说：外因、内因和不内外因。外因是外感六淫，所谓风寒暑湿燥火，风者百病之长，肝为风脏，外风之感同肝也有一定关联。内因中以七情喜怒忧思悲恐惊和饮食失节为主。七情同肝则有直接联系。肝主木、脾主土、木与土、肝与脾又密不可分，一者肝气郁结，横逆脾土，致脾失健运，二者脾虚失健，木乘侮土，促进肝郁，因此饮食失节，同肝也有关系，临床审证求因决不可忽视肝脾。

由于先师认为肝脾失调是诸病之源，故调肝健脾常常作为治疗多种疾病的首选治法，如他治妇科经带诸病，多从调肝健脾入手而奏效。盖肝为血海，脾主升清又为生化之源，妇科经带常有七情之因，首先肝郁不畅，影响脾主升清和健运消谷，血海失调，生化乏源，经期紊乱，烦而痛经，清气不升浊阴下注则带下不止，秽浊腥臭。调肝即调血止痛。健脾即升清止带，这是先师治疗妇科经带病的特殊之处。故他常提醒后辈："调肝健脾乃治法之首。"

理虚大法贵在养阴清热

虚证十之八九，此言不过。历代医家疗虚之法各异，其说纷纭，其争不断。虚证首载于《内经》，在病因上《素问·宣明五气》提出"五劳所伤"。病机上《素问·通评虚实论》的"精气夺则虚"，《素问·评热病论》的"邪之所凑，其气必虚"。辨证上《灵枢·决气》的"六脱"，《素问·脏气法时论》的"五脏虚"。预后上《素问·玉机真脏论》的"五虚死"。治疗上《素问·阴阳应象大论》的"形不足者温之以气，精不足者，补之以味"，《素问·至真要大论》"劳者温之""燥者濡之""散者收之""损者益之"。

《难经》提出"五损"论。

《金匮要略》专设"虚劳"篇，以五脏气血阴阳之损为虚劳立论，尤其抓住脾肾之虚，十分切中临床实际。强调甘温扶阳为疗虚大法，主张脾肾双补，补脾重于补肾。

《诸病源候论》设有"虚劳候"，提出"五劳""六极"和"七伤"。

李东恒以脾胃立论，提出"内伤脾胃，百病由生"的论点，主张治虚应重在调补脾胃，倡导"补中益气"法。

朱丹溪则以肝肾立论，提出"阴不足而阳有余""治虚大法以滋阴降火为首要"。

戴思恭著《证治要诀》，提倡"治劳之法当以调心补肾为先"。

赵献可发挥命门学说，著《医贯》主张"补脾不如补肾"，推崇地黄丸的应用。

张景岳认为"阳非有余，阴常不足，主张治虚应"温补扶阳"，创右归饮。并提出"安五脏即可以治脾胃"。

李士材著《医宗必读》认为"肾为先天之本，脾为后天之本"两者皆重，治虚不可偏废，宜从脾肾着手，"救肾者用六味丸""救脾者用补中益气汤"。

汪绮石著治虚专书名为《理虚元鉴》阐发虚劳的病因病机，论治大法和预防措施，主张"理虚有三本，肺脾肾是也"。以上为中医疗虚各家的代表性论点归类。

先师主张：虚证为杂病之首，其要在肾亏，其理在阴损，其证在虚热，正如经言："阴虚则内热"。故理虚大法贵在养阴清热。养阴者必滋肾，知柏地黄最适宜，清热者用银柴胡、地骨皮、青蒿、白薇最对证。先师用养阴清热法不仅针对典型的阴虚内热见证，如日晡潮热，颧红骨蒸，五心烦热，虚烦不寐等。就是在哮喘、肝炎、再生障碍性贫血、风湿热，痹证，以致妇科崩漏诸多病种只要见有虚象也屡投此法而奏效。因此"养阴清热"成为先师理虚的擅长。

"胃气为本"要贯穿治疗全程

《素问·五脏别论》云："胃者水谷之海，六腑之大源也。"《素问·平人气象论》言："胃气为本。"大凡病重者，只要有胃气尚能生，而病虽轻，如果无胃气亦能致死。

先师认为"胃气为本"的宗旨，应当贯穿于治疗全程。首先要重视保护胃气，凡是温燥伤胃阴之品如半夏、厚朴等均应慎用。滋腻碍胃之品如熟地、麦冬等均应配伍开胃的砂仁、陈皮等。在应用补气养血等品时要强调补而不滞，酌加醒脾和胃的木香、山楂、神曲、麦芽等。清胃火，养胃阴时少用苦寒伤胃的龙胆草、生栀子、苦参之类，可用苦寒健胃的蒲公英、连翘。在治疗过程中，如果患者出现纳呆脘胀，苔腻时应当先祛湿开胃。遇见虚实夹杂，纳呆疲乏者也应先祛邪后补虚，也就是先祛湿开胃再扶正补益。因为中药大多由口服途径吸收，开胃后增强吸收，方能提高疗效。祛湿开胃常用保和丸为主方，重用炒麦芽、炒鸡内金、木香、广陈皮、扁豆衣等。保护胃气之举，针刺必不可缺。足三里、中脘为主穴，针后留30分钟，再点刺右期门或太冲，抑木以和胃。对于痼疾顽症，要善后收功，防病复发，一者可以原方10倍量，加开胃之品如麦芽、鸡内金、蒲公英、木香、陈皮、砂仁等制成膏剂或丸药，每日坚持服，一般连用2~3料，二者每日服香砂六君子丸3~6克，或者用保和丸在午、晚饭即服3克，这些均能起到保护胃气的作用。另外在病愈后也要注意养身，其中应特别调养好饮食，切忌暴饮暴食，饥饱无常，过食油腻，炸煎之品，以方食复。总之，医者立方遣药，善后收功，指导调养，处处都应想到"胃气为本"方能事半功倍，正所谓"得胃则昌，失胃则亡"。

针药并用方可得心应手

先师从医 50 载，学验宏富，医术精湛，且熔古今于一炉，决不拘于门户之见。他经常强调：治病之道，如能针药并用，常可得心应手而起沉疴重症。对于组方汤液固然要讲究辨证论治，体现整体恒动，绝不可抓住一点不及其余或者惑于表象疏其本质。就是针蓺疗疾也必须辨识病变之所在，病因之所重，病机之所系，当有在经、在络、在脏、在腑之别，循经取穴，精心配穴，针穴不在多而贵在精，手法不在重而贵在巧。配穴上要遵循经言："善用针者，从阴引阳，从阳引阴。以右治左，以左治右"（《素问·阴阳应象大论》）。手法上亦要遵循经言："盛则泻之，虚则补之，不盛不虚，以经取之"（《素问·厥论》）。

先师治疗神经衰弱，眩晕耳鸣，头痛失眠以及胃肠疾病，风湿痹证，正虚痿证，麻木抽搐，癥瘕痛经和善后收功都是针药并举，各臻其妙，互相配合而收卓效。针药并用是先师疗疾的一大特色。

用药宜特殊　收效方卓著

先师认为组方奏效，必须遵循中医药理论，理法方药明确，辨证立法得当是基础。在配伍中如能应用一些特殊少用之品，常常出奇制胜，明显提高疗效。不可轻视。归纳先师常投的特殊用药有此 18 味之多。

蒲公英：味甘、苦，性寒，入肝、胃经，为清热解毒，消痈散结之品。先师用其清热之性作寒性反佐，或辅助养阴清热之品，或和胃消溃疡，或用其利尿泄湿而清肝胆膀胱湿热证。

白薇：味苦咸，性寒，入肺、肝、胃经。为益阴清热，利尿通淋，解毒疗疮之品。先师用白薇于两处，一是用其清热益阴之力，善退虚热，配在银柴胡、青蒿之中退阴虚内热；二是用其入肺泄热之功，配在贝母、知母之中疗肺热喘咳。

射干：味苦辛、性寒，入肺肝经。为清热解毒，祛痰利咽，消瘀散结之品。先师用其降火利水，入肝之性，配伍在龙胆草、生栀子中，清降肝胆湿热。

蛇床子：味苦、性温，入脾、肾经。为温肾壮阳，燥湿杀虫，祛风止痒之品。多数医者只知其燥湿杀虫止痒之功而用于湿疹肤痒带下诸症。先师用其2个作用，一是温肾壮阳，加入滋肾药中，"阳中求阴"增强滋阴之力；二是温肾祛风，加入补肝肾，祛风湿药中，治疗风湿痹痛。

阿胶珠：味甘、性平，入肝、肺、肾经。为补血滋阴，清肺润燥，止咳化痰之品。先师在养阴清热法中，经常加入阿胶珠，并非用其清肺化痰之力，而是取其滋肾阴而润肺燥之功，助君药养阴而清其虚热。

老鹳草：味苦、性平，入肝、大肠经。为祛风通络，活血舒筋，清热利湿之品，临床医师常常疏忽其用。先师认为老鹳草既祛风利湿又通络舒筋。最适宜于风湿痹痛，麻木腰酸诸证。

"橘络"：味甘苦、性平，入肝、肺、脾经。为通络理气化痰之品。先师不用其化痰之力，而取其入肝理气通络之性，配伍于疏肝调肝药中，解肝郁，理经络，和胃气。

三七粉：味甘微苦，性温，入肝、胃、心、肺、大肠经。为散瘀止血，消肿定痛之品。先师以粉剂冲服，调和气血营卫，配在补气养血药中，起和血调气作用，既能助气血之生，又能补而不滞。配在活血化瘀药中，起散瘀而不伤正的作用。配在凉血止血药中起止血而不致瘀的作用。配在养阴清热药中起调和营卫而退虚热的作用。

鸦胆子：味苦，性寒，入大肠、肝经。为清热解毒并治热毒血痢，休息痢之品。先师治疗慢性肠炎久泻之时常用鸦胆子30粒吞服，用其清肠胃积滞之功能。

厚朴花：味辛、微苦，性温，入脾、胃、肺经。为行气宽中，开郁化湿之品。先师用其和胃化湿，在调肝和胃药中经常加用，较之厚朴的温燥之性减弱，可避免温燥伤津之弊端。

扁豆花：味甘，性微温，入脾、胃经。为和中化湿，健脾止泻之品。先师常在健脾之品中伍用扁豆衣取其和中化湿，既利于健脾又善于化湿且无壅滞之弊。

密蒙花：味甘，性微寒，入肝经。为祛风清热，润肝明目之品。先师用密蒙花并非取其祛风明目之力而是在养阴清热法中伍之，因其有清热润肝之功也。

丹皮炭：味苦、辛，性微寒，入心、肝、肾经。为清热凉血，活血散瘀之品，先师用于阴虚内热而见血证时，都是炒炭用之，一则清热入肝，二则凉血止血，血止而不致瘀，炭用止血之力倍增。

荆芥炭：味辛、微苦，性微寒，入肺、肝经。为祛风解表，止血透疹之品。先师用治血证均需炒炭，不仅减其辛散之力，且能引血归经，增强止血功能。

肉桂炭：味辛、甘，性热，入肾、脾、心、肝经。为补火助阳，引火归原，散寒止痛，温经通脉之品。先师炒炭用于血证，在阴虚内热而见血证时伍入肉桂炭可以引火归原

"从阳求阴"，又能防止血停致瘀，一般研末用 3 克冲服。

胎盘粉：味甘、咸，性温，入肺、肝、肾经。为益气养血，补肾益精之品。先师常用胎盘粉 3 克冲服来缓补胃气，善后收功或用于健脾和胃时。

云南白药：为止痛止血要药。先师常用云南白药 0.6～0.9 克睡前吞服 1 次，除用以止痛外，还扩展应用到疏肝理气，调和营卫，通气活血等方面。

六神丸、犀黄丸：先师在内科病证中应用"六神丸"或"犀黄丸"主要取其清热解毒，活血祛瘀，散肿消炎之功，一般六神丸服 5～10 粒，犀黄丸服 3～9 克。

三种柴胡　调肝要药　用法各异

先师常言：柴胡为调肝要药，共有三个品种，用法各异。内科医师习用柴胡为干燥根茎，有南北之分，南柴胡又名软柴胡，北柴胡又名硬柴胡。皆有解表退热，疏肝解郁，升举阳气之功，一般均用北柴胡。而南柴胡只用于肝郁劳热时。竹柴胡又名竹叶柴胡，药用带根的全草，长于疏肝解郁。银柴胡又名银夏柴胡，药用其根，功专清虚热，除疳热，为阴虚内热，骨蒸劳热，小儿疳积发热的主药，较之南北柴胡，其无升腾发泄之弊。三种柴胡性皆苦寒而俱入少阳厥阴，投之宜别：肝气郁结者当用竹柴胡，阴虚内热者当用银柴胡。这两种柴胡用途较广。只有在邪热留于少阳半表里时才考虑投用北柴胡。三者之异，不可不辨。

组方中要注意引经和反佐

中医临床组方，十分强调"君臣佐使"。正如《素问·至真要大论》所云："主病之谓君，佐君之谓臣，应臣之谓使。"君药是主药，是治法中起关键作用的药味。臣药是辅助药，配合并增强君药的作用，也可视作君药的增效协作剂。君臣药无疑是方剂中的主角，选用调配确定其量都会直接关系到疗效，不可忽视。但先师认为对于佐使药同样应当给予足够的重视，它也是保证疗效的重要环节。佐药具有反佐的作用，常常是君臣药某些副作用的有力牵制者。使药是引经药，使君臣药引达病所，以发挥更强更直接的药效。

反佐者分两类即寒性反佐和热性反佐。寒性反佐用于对热性药的牵制。如用附片时加用黄柏，用麻黄时加用生石膏，用薤白时加用全瓜蒌，用生黄芪、党参时加用蒲公英，用半夏时加用贝母等。热性反佐用于对寒性药的牵制。如用黄柏时加用苍术、肉桂，用竹茹、知母时加用橘红、生姜等。临床上，寒性反佐用得比热性反佐要多。

引经药以五脏归类，引药入其脏。心者黄连、远志等，肝者薄荷、川楝子等，脾者砂仁、厚朴等，肺者杏仁泥、桑叶等，肾者肉桂、山萸肉等。

乌梅丸并非单纯蛔厥方

乌梅丸系《伤寒论》辨厥阴病脉证并治中，主治蛔厥和久利方。原方第338条云："蛔厥者，其人当吐蛔。今病者静，而复时烦者，次为脏寒。蛔上入其膈，故烦，须臾复止，得食而呕又烦者，蛔闻食臭出，其人常自吐蛔。厥者。乌梅丸主之。又主久利。"近人用乌梅丸大多治疗胆道蛔虫症。少数治疗久利不止。先师师古而不泥古，将乌梅丸原方改为汤剂，扩大其适应证，除蛔厥和久利外还广泛用于头痛、眩晕、胁痛等证常获良效。

先师常言，上述各证只要寒热错杂，虚实兼挟，符合厥阴病特征者均可用之。但要掌握其主证：面白、口不干或口干不欲饮，苔薄白不燥，脉沉细不数。乌梅汤原方有10味药组成：热药5味，即制附片、肉桂、川花椒、细辛、干姜片。寒药2味即川黄连、黄柏。1味党参补气，1味当归养血，再加大乌梅。其剂量3味固定即党参3~4.5克，当归3~4.5克，大乌梅3枚。再视寒热之偏重调整寒热药之剂量。如热象偏重者，2味寒性药用量增加而5味热性药用量则减轻。（学生们长期使用，总结出下列用量为佳；制附片3克、肉桂1.5克、川花椒0.9克、细辛0.9克、干姜片3克、川黄连6克、黄柏6克），反之，如寒象偏重者2味寒性药用量减轻而5味热性药用量加重（以下列用量为佳：制附片6克、肉桂3克、川花椒1.8克、细辛1.2克、干姜片6克、川黄连4.5克、黄柏4.5克）。先师对经方的妙用，体现了"方为我所用，而不为方所囿"，足见其深得方剂之理，方随法成的深厚功底。

酸枣仁汤改成膏剂　常服安眠

酸枣仁汤原载于《金匮要略》，主治"虚劳虚烦不得眠"。由炒枣仁、茯苓、川芎、知母、生甘草5味药组成。沿用至今，仍是血虚心烦不眠，心悸虚汗等证的效方。

先师指出：酸枣仁一味，今人只知其为心家要药，功专宁心敛汗，殊不知其养肝养血之力，正如《本草图介》所言："酸枣仁味酸性收，故其主治多在肝胆二经。肝虚则阴伤而烦心不卧；肝藏魂，卧则魂归于肝，肝不能藏魂，故目不得瞑。枣仁酸味归肝，肝受养，故熟寐也。"可见酸枣仁之安眠，实系其养肝养血所致。《本草纲目》云："后人治心病必用茯神，故洁古张氏于风眩心虚，非茯神不能除，然茯苓未尝不治心病也",可见茯苓也能宁心安神是臣药。知母苦寒,清热除烦良药,尤宜于阴虚火旺的虚烦失眠是为佐药。川芎入肝胆经,行血中之气,祛风止痛为使药。生甘草泻火热且调和诸药。所以酸枣仁汤虽药简味精,但组方严谨,主治明确,为肝阴不足,肝血亏损,虚火上扰,心烦失眠的效方。

先师应用酸枣仁汤治虚烦失眠时必加夜交藤一味,用量30克。夜交藤始载于《开宝本草》系何首乌的蔓茎,入心肝两经,功专养心安神,主治虚烦不寐,加入酸枣仁汤,相得益彰,安眠功能倍增。先师一般先以汤剂每日1剂,水煎分2次服用,再配针刺三阴交、神门等养阴宁神,获效后,增加10倍用量浓煎以白蜜收膏,制成膏剂,每晚睡前服1汤匙(15克)巩固疗效,常服安眠。

青蒿鳖甲汤是阴虚潮热的主方

青蒿鳖甲是《温病条辨》所载治温病夜热早凉,热退无汗,热入阴分方。由5味中药组成。青蒿性苦寒,清热凉血,善退虚热。鳖甲入肝脾经,生用滋阴清热,潜阳止汗,专治阴虚发热,骨蒸盗汗。生地黄长于滋阴,调补肝肾且可清热,如《本经逢原》所云:"干地黄心紫通心,中黄入脾,皮黑归肾。味厚气薄,内专凉血滋阴,外润皮肤荣泽。病人虚而有热者,宜加用之"。知母清热除烦而滋肾养阴《用药法象》云:"泻无根之肾火,疗有汗之骨蒸,止虚劳之热,滋化源之阴"。丹皮入心肝经,清热凉血且能活血行瘀,善清血分之热。5药合凑养阴清热,凉血生津之功。

先师疗疾,凡虚证者首重养阴,认为:虚证中阴血亏损多见而阴虚者常有内热之象。故立法宜养阴清热,《温病条辨》的青蒿鳖甲汤，方简效佳，既有养阴君药青蒿鳖甲，又辅生地滋肾养血，再配知母清降而滋，丹皮凉血而清，组方全面严谨，养阴为主，清热为辅，应当是阴虚潮热证的主方。如果血虚也著者可以用熟地黄，防其滋腻碍胃则可加用砂仁、木香之类醒脾开胃。热象明显者则可加重清虚热之品，如银柴胡、地骨皮、白薇等。

龙胆泻肝汤清肝火应变通

肝胆疏泄无权，气郁化火，火随气窜，或上扰巅顶，可见胁痛、眩晕、头痛、耳鸣、目赤、烦躁、呕吐、溲赤、便干，苔黄舌红，脉象弦数诸证，治宜清泄肝胆，用《和剂局方》的龙胆泻肝汤为主方。

先师在临证中也善用龙胆泻肝汤清泻肝火，但主张变通化裁以便更加切中病机，提高疗效。其有三处变通：一者龙胆草苦寒伤胃，方中再配栀子、黄芩、木通等则苦寒之性更甚，易伤胃气，也不利于湿邪之化。应当减其苦寒。龙胆草用量限在 6 克以下并去木通、黄芩，加蒲公英、射干。蒲公英，苦寒且甘，入肝胃经，同样可以清泄肝热且可甘缓胃气。射干苦寒入肺经，此处用之，决非取其清痰热利咽喉之功，而是以其降火之力助龙胆草的清泄之功，所谓"清金抑木"矣，而且射干伤胃之寒较栀子、黄芩为弱。两者行气渗湿，不用柴胡、木通，易用茯苓、枳壳。因柴胡除清热介郁外，还能升举阳气，肝火上炎者常常挟有肝阳上亢，故柴胡宜去。木通苦寒之性太甚，且滑利力大，恐伤胃气又伤阴津而去之。茯苓甘平，入心肺脾胃肾诸经，渗湿而不伤正，健脾和中，既护胃气，又可抑木，所谓"扶土以抑木"矣。枳壳性微寒，行气畅中既利于渗湿又不伤胃气，易之为宜。三者应加入引经药，多用薄荷3克，薄荷辛凉，入肺肝经，既可引药达肝经，又可清头目，利咽喉。倍增其效。

先师认为：肝胆实火易生，湿热常注，故清理肝胆之法，一则泻肝二则清利，两者缺一不可，最宜用龙胆泻肝汤，临诊时之所以要变通，一是增其效力，二是保护胃气。治病不可不知"胃气为本"也。

滋肾通关丸是热淋要方

《金匮要略》消渴小便不利淋病篇指出："淋之为病，小便如粟状，小腹弦急，痛引脐中"。形象地描述了淋证的尿频、尿急、尿痛症状。历代医家将淋证分为"石淋""气淋""血淋""膏淋""劳淋"五种。合称"五淋"。

先师指出："五淋"均与湿热有关，故可通称"热淋"。其因在《诸病源候论》中已有记载："热淋者，三焦有热，气搏于肾，流入于胞而成淋也"。其症以小便不畅，尿急尿少，尿赤尿痛为主，其理在于湿热下注，膀胱气化失司，其治总应清利湿热，分清泌浊。其方最宜滋肾通关丸。

滋肾通关丸创于《兰宝秘藏》，方用知柏滋阴降火，清热保阴。肉桂引火归原，温通阳气，增强膀胱气化功能，使"州都之官"，"气化则能出矣"。使下注之湿热，由膀胱泄出体外。先师在投用滋肾通关丸时常加车前子一味，6克包煎。车前子甘寒，入肝、肾、小肠、肺经。功能利水通淋增强湿热渗泄之道，明显提高治疗"热淋"的疗效。

寒热错杂　虚实兼夹　最宜干姜黄芩黄连人参汤

先师常说：临诊面对的往往是错综复杂的病证。单纯者好辨好治，复杂者难辨难治。特别是寒热错杂，虚实兼挟时如辨证不准，论治不活，则难以取效，甚则误治致害。这方面张仲景为我们树立了典范，《伤害论》359条所列"干姜黄芩黄连人参汤"，专治上热（胃热）的食入即吐，"本自寒下"，"寒格，更逆吐下"，寒热相格，上热下寒证。方中辛开苦降，用芩连苦寒清热，热清则胃气得降，干姜辛温散寒，寒去则脾气能升，并以人参健脾益气使吐利自止。

先师常循仲景方意，在胁痛，泄泻诸证见有寒热错杂，虚实兼挟时每投"干姜黄芩黄连人参汤"。视其虚实寒热之不同，调整剂量并常以潞党参代替人参。两者性味类同，均味甘性微温，均入脾、肺两经，都可补中益气，仅党参力薄而已，如虚象不重时大多用党参6~15克，如虚象较重时则用红人参粉0.9克分冲。黄芩、黄连的用量为4.5~6克，干姜用量为4.5~12克。

当归补血汤气血双补　系虚证效方

《内外伤辨惑论》创当归补血汤，仅黄芪，当归两味组成。黄芪又名绵耆。味甘性温，入肺脾经。功能益气升阳，固表止汗，利水消肿，托毒生肌，专用于脾肺气虚，中气下陷证。当归味甘辛苦，性温，入肝心脾经，功能补血活血，调经止痛，润燥滑肠，主治血虚诸证，月经不调，痛经崩漏，肠燥便难。黄芪补气主药，当归养血主药，两者合成气血双补之功。

先师认为：气血虚证临床常见，当归补血汤是气血双补的效方。在低热、痿证、麻木、痹证等病证中，只要有气虚血亏的见证均可以当归补血汤加味治之。其中生黄芪常用12~24克，当归常用6~12克，再加入补肾的杜仲、桑寄生、山药等品，即可增强其补气养血的力量，使气虚得充，血亏得养。

杞菊地黄汤滋补肝肾要加味

杞菊地黄丸系《医级》方，功专滋补肝肾，为滋水涵木的要方。方中熟地黄，滋补肾阴，山萸肉、枸杞子益肾并补肝，山药益肾并补脾，共奏滋阴之功。茯苓、泽泻健脾渗湿，丹皮、菊花清泄虚火，组方中兼顾肝肾同源，肝脾互用的关系，以滋肾阴为主，配以养肝清肝，健脾渗湿，互相配伍，补中有泻，温中有清。

先师在眩晕、头痛、失眠、低热各证中凡见肝肾阴虚，内热上扰或肝阳上亢时均以杞菊地黄汤为主方，但强调要加味方有显效。先师常言：此方加味有三者。一是须加补气健脾之品，如潞党参、扁豆衣，因气阴互根，肝脾互用矣；二是应增柔肝潜阳之品如白芍、蒲公英、夏枯草、薄荷。方可平上亢之肝阳；三是必助清热宁神之品如知母、银柴胡、青蒿、地骨皮、炒枣仁、夜交藤，以降内热之扰而神守其舍。

温肾必用金匮肾气丸　滋肾首推知柏地黄丸

先师说："五脏六腑中唯有肾脏主阴阳互根，水火同济最具有双重性。"《素问·灵兰秘典论》云："肾者，作强之官，伎巧出焉。"《素问·六节藏象大论》云："肾者，主蛰。封藏之本，精之处也。"肾脏在人体生理活动中是先天之本，关乎精气之强壮。在病理变化中又是致虚的关键之一。所以调补肾阴肾阳成为疗虚和保持气血调畅，阴阳平衡，脏腑协调的重要环节。先师十分推崇《小儿药证直诀》的六味地黄丸。方中熟地黄滋阴填髓，大补真阴，为君药，山萸肉补肝肾而涩精，山药健脾固肾而益精，共为臣药。构成滋肾、养肝、健脾三阴并补的功效。丹皮清热凉肝而泻阴中虚火，茯苓渗湿健脾，泽泻渗湿利水，防熟地滋腻，补而不滞。构成清热、运化、渗湿之三泻功效。三补三泻合用成为补肾基础方。先师认为：补肾必须分清阴阳，肾阳虚者，形寒腰酸，苔薄质淡胖，脉沉细尺弱，当温补肾阳，用六味地黄丸加温阳主药制附片和肉桂，即《金匮要略》的金匮肾气丸；肾阴虚者，五心烦热，腰膝酸软，苔净质红脉细数，当滋补肾阴用六味地黄丸加清降相火的知母、黄柏，即《医宗金鉴》的知柏地黄丸，此乃补肾之道矣。

附子生姜羊肉汤　回阳妙方

先师根据《千金要方》和《肘后方》的羊肉当归汤，治产后腹中，心下痛方意，改组成附子生姜羊肉汤。方用生附片 60 克，其味辛甘，性热有毒，入心肾脾经，功专补火回阳，散寒除湿。附子上能助心阳以通脉，中能温脾阳以散寒，下能补肾阳以益火为温阳主药。生姜 30 克，其味辛性温，入肺胃脾经。散寒解表，降逆止呕，化痰止咳。此处生姜因其温中散寒而助附子回阳之力，又可解附子之毒。羊肉为温热之品，补肾壮阳，常用 500 克。三味配伍重在回阳，凡阳虚内寒诸证皆可服用。其煎法用炖服，需炖 2 小时左右，然后喝汤吃肉，2~3 日 1 剂为宜，常在夏至阴生后服用。

皮肤瘙痒用三子

皮肤瘙痒症常责之于湿热内蕴，外不能通达，内不得疏泄，郁于皮毛腠理之间，发有丘疹，奇痒难忍，渗出黄水，时有痛感。先师特殊用三子治之，即蛇床子、地肤子、苍耳子。

蛇床子温肾壮阳，燥湿祛风，杀虫止痒。《珍珠囊补遗药性赋》谓其："治风湿痒"。地肤子利尿清湿热，祛风止瘙痒。《别录》谓其"去皮肤中热气"。苍耳子，散寒通窍，祛风止痒，《日华子诸家本草》谓其"治疗疮疥及瘙痒"。因其有小毒宜炒用，内服剂量不能太大，以 3～10 克为妥。三子相配，内服外洗对湿疹之皮肤瘙痒有显效，先师常言：凡皮肤瘙痒勿忘以三子内服外洗。确可祛风止痒。

疑难杂症　毋忘善后收功　谨防复发

疑难杂症获效不易，巩固更难。故先师十分重视善后收功，谨防复发。他认为善后应从脾肾着手。常常提醒后学要重视《医宗必读》的原文："一有此身必资谷气，谷入于胃，洒陈于六腑而气至，和调于五脏而血生，而人资以为生者也。故日后天之本在"。表明人体出生后的生长发育，生命活动所需的营养物质，全靠脾胃吸收水谷精微的滋养。"先天之本，在于肾"，表明人体受胎时的本原，直到生殖之精形成胚胎，发育成长乃至出生，全赖肾精的充养。故脾肾这两个先后天之本，在人体的防病治病，病愈善后都是关键所在。

先师提出：脾宜健，善后在于用香砂六君子丸每日服 3 克。胃宜和，善后在于用保和丸于午晚餐后即各服 3 克。肾宜养，阳衰者，用金匮肾气丸，每日服 1 丸。阴虚者，用六味地黄丸，每日服 1 丸。内热者，用知柏地黄丸每日服 1 丸。肝亢者用杞菊地黄丸每日服 1 丸。（以上丸药，每枚

均重 6 克）

先师善后收功的方法还有：其一，以有效原方，改为隔日或隔 2 日服 1 剂，连服 1~2 个月。其二，以有效原方，增加 10 倍用量，炼蜜为丸，每枚重 6~9 克，每日 2 次，每次 1 丸或白蜜收膏，每日 2 次，每次 1 汤匙（15 克）连服 1~2 个月。其三，每日吞服 1 次，云南白药或三七粉，每次 0.6~0.9 克以便调和气血营卫。其四，隔日针刺 1 次，取穴三阴交或足三里留针 30 分钟，起针后点刺大椎、中脘、神门、右期门。以调脾肝肾之经气。

总之，强调以膏滋、丸、散、针刺配合，善后收功，方能巩固疗效，防病复发。

金针度人　考究手法

近代针刺都以不锈钢为针具。以金针为针具是针灸学中的一支独特流派。金针度人不是先师所创，可追溯到清代泰山僧人园觉，后传与黄石屏氏，又传与湘人魏庭南，再传与先师。

先师常给我们讲解金针度人之术：黄金乃贵重金属，古籍载有息风镇静，祛风镇痛作用。有人做过实验，金针刺入人体产生的生物电呈正电荷，相当于补的作用，银针刺入人体则产生生物电的负电荷，相当于泻的作用。所以将黄金铸针，作为针刺针具，不可轻加否定。其金针的制作，选用 90% 的赤金，加入 10% 赤铜，混合提炼，去除杂质，抽成细丝，直径约 0.28 毫米，相当于不锈钢针 32 号，有长短之分，长者 5 寸（125 毫米），短者 3 寸（75 毫米）或 1 寸（25 毫米）针质柔软而韧，针体细长，针柄短小，呈青果圆形。

先师常给我们示范金针的操作：金针要有一定的指力，其力运用要呼之即来，灵活自如，做到柔软如棉，柔中有韧，韧中有刚。先以左手持针柄，右手拇指及食指端扶持针体，从针体根部，向针尖方向外展，以测针体是否有损伤或断裂，针尖是否有钩尖。然后以刺手之拇食指端将针体下端持住，对准穴位皮肤并将指力运到针尖。押手拇指靠近针尖，刺手持针与穴位皮肤成15°~30°角，押手拇指按压针尖与穴位皮肤，刺手发力将针尖及针体送入穴位内。需注意压力要适当，过紧过松均不宜，进针迅速快捷，病人不知不觉，无疼感，无不适，功夫全在刺手之发力。押手则可固定穴位并探知病人是否得气。

进针后的手法：以缓进疾出，重插轻提为补；疾进缓出，轻插重提为泻；不疾不缓为平补平泻。刺法分为：点刺不留针，点入快出为度；横刺者针体与穴位皮肤成15°以下角沿皮刺入，可以留针；斜刺者针体与穴位皮肤成15°~30°也可以留针。

针刺透穴　气至有效

先师认为：针刺取穴也应明其病变在经在络，在脏在腑，应当循经取穴，不可只见穴位不管经络，穴位仅是一个"点"，经络则是一条"线"，取穴宜少而精。最佳是采用透穴法，达到"点线结合"，再配点刺，则是"点线面的结合"方能达到针刺目的。为达此效果刺法最常采用斜刺，针尖与穴位皮肤成15°~30°角，然后沿经脉走向上下移动体针，于是既刺腧穴，又不偏离经脉；既刺一点又达一线；既以一穴为主，又透他穴配伍，可以明显提高针刺效应。

先师擅长的透穴配法，主要有两种：

一是本经透穴。即从一个穴位进针，向着同经的穴位或上或下透刺。

外关透支沟——主治热病、头痛、耳鸣、胁痛、肩臂酸楚，上肢麻木。

间使透内关、大陵——主治心痛、惊悸、癫痫狂证，呕吐脘痛、肢挛且肿。

足三里透上巨虚——主治消化不良、肠鸣腹泻，腹胀纳呆，肠痈腹痛。

足三里透下巨虚——主治乳痈肿块，下肢痿证，痹痛。

气海透关元——主治腰痛遗尿，阳痿早泄，久利不止，经闭痛经。

中脘透下脘——主治脾胃虚弱，中气下陷。

二是异经透穴。即一经一穴进针，再透刺多经多穴，或从一经一穴进针，透刺他经他穴。

一针透五穴——由曲池下针，透刺尺泽、曲泽、少海、小海。主治泄泻，肢节病证。

太阳透下关——主治面部三叉神经痛。

医风透瞳子髎——主治面部三叉神经痛。

地仓透颊车——主治面部三叉神经痛，中风面瘫，失语流涎，牙关紧闭。

外关透三阳络——主治中风上肢瘫痪。

阳陵泉透阴陵泉——主治中风下肢瘫痪。

内膝眼透外膝眼——主治膝关节诸疾。

中脘透天枢——主治肠胃诸病。

先师十分强调针刺的"得气"。他常说《灵枢·九针十二原》云："刺之要气至而有效。"《针灸大成》也曰："使气直到病所。"针刺进入穴位后，术者手下一定要有沉紧感，犹如"如鱼吞钩铒"的感觉，同时患者产生酸麻胀重感，此乃"得气"也，一旦"得气"可以留针候气（常留针 30 分钟）或行针催气。所谓"气至有效"矣。

总结先师的金针度人术，其特点为：进针快捷，手法独特，得气明显，取穴精当，斜刺透穴，点线结合，经穴并用，感觉舒适，疗效明显。

年谱

·1908 年 1 月 16 日出生于四川省大邑县韩镇乡。

·1921 年随祖母到湖北省武汉市居住，当时祖母患重病，请汉口名医魏庭南老先生诊治，经魏老先生针药并用，祖母很快痊愈。由此，叶老对中医产生了浓厚兴趣，遂拜魏老先生为师，刻苦攻读中医经典及针灸经络理论，并随师临床应诊，历时达 12 年之久。

·1933 年返回四川，在重庆与唐阳春、张乐天、龚志贤等于凯旋路开设"国粹医馆"。他们是中医内科、妇科、针灸和骨科方面的人才，除门诊治疗外，还设有少量病床收治住院病人，并招收学员，培养医学人才，具有一定的规模，在四川中医界颇有影响。

·1936 年在四川成都包家巷 54 号开设诊所。

·1939 年抗日将领、国民党二十九军军长中风偏瘫在四川灌县（现都江堰市）休养，应邀专程前往治疗。

·1942 年国民党高级将领因严重神经衰弱，专程邀请前往陕西西安市为其治疗。此行同时还为其他国民党将领治疗。

· 1949 年底四川成都解放。

· 1950 年到重庆市新生市场 26 号开设诊所。

· 1954 年当选为重庆市第一届人民代表大会代表。并任重庆市中医学会委员、中西医学术交流委员会委员。

· 1955 年 12 月中国中医研究院在北京成立。筹建过程中卫生部聘请近 30 名全国著名老中医来院任职，叶老是其中之一。到京后，在中国中医研究院广安门医院高干外宾治疗室工作，除日常治疗任务外，还担当中央负责同志的保健工作。

· 1957 年前苏联主管原子能生产的部长会议副主席患急性白血病，苏联政府紧急吁请我国政府派中医专家前往参加抢救。奉派与秦伯未一同前往莫斯科。此行开创我国派遣中医专家赴国外治病之先河。

· 1957 年 6 月，全国人大副委员长沈钧儒先生书写毛主席《长征诗》相赠。

· 1958 年也门国王患严重全身风湿症。也门王太子访华时请求中国政府派中医前往治疗。叶老奉派与邝安堃、陶寿淇前往也门首都萨那。经中药与针灸并用，国王多年顽疾霍然而愈。国王欣喜万分，赞誉其为"东方神医"，并赠表面绘有国王头像及也门地图的金表一只。

· 1960 年 9 月 4 日吴玉章先生题诗相赠："赠叶大夫，今日华佗又复生，治疗医术有经纶。中外驰名人增寿，针灸兼施办法新。堪笑阿瞒多忌妬、沉冤百世得重伸。神州自古多奇迹，尚在人们善继承。"

· 1960 年秋被评选为中央卫生部先进工作者代表。

·1961 年应邀赴河内为越南共产党政治局委员、越南政府副总理兼国防部长治病。

·1962 年秋应邀赴河内为越南共产党总书记、国家主席胡志明治病。10 月 1 日中国国庆节时，胡志明主席亲笔签名赠送彩色照片一张。

·1963 年携学生徐承秋大夫赴河内为越南共产党政治局委员、政府总理范文同治病。

·1964 年当选为中国人民政治协商会议第四届全国委员会委员。

·1964 年秋应邀赴河内为越南共产党政治局委员、政府副总理兼国防部长武元甲大将及政治局委员黎德寿、黄文欢治病。越南政府为表彰他的功绩，由范文同总理亲自授予他金质"友谊勋章"一枚，并举行了隆重的授勋仪式。

·1965 年响应党的号召，参加农村巡回医疗，担任中国中医研究院农村巡回医疗队队长。到北京顺义县南法信公社巡回医疗。这次巡回医疗反响巨大，中央电视台对他进行了专访，并向全国播映。他还在《人民日报》上发表题为《为贫下中农服务，更好地改造自己》一文（刊于 1965 年 7 月 22 日《人民日报》第 5 版）。

·1966 年 6 月"文化大革命"开始后，他并未参与运动，一直埋头于医疗工作。

·1967 年 9 月被捕入狱。

·1969 年 9 月病逝狱中。

·1981 年 11 月在八宝山革命公墓大礼堂召开追悼会，恢复其名誉，参加者四百人之众。骨灰存放于八宝山革命公墓。